합성의약품 시대는 가고
바이오의약품 시대가 온다

합성의약품 시대는 가고
바이오의약품 시대가 온다

지은이 김시언·이형기
펴낸날 1판 1쇄 2019년 12월 4일
　　　　　1판 5쇄 2022년 8월 18일

대표이사 양경철
편집주간 박재영
편집 배혜주
디자인 박찬희

발행처 ㈜청년의사
발행인 이왕준
출판신고 제313-2003-305호(1999년 9월 13일)
주소 (04074) 서울시 마포구 독막로 76-1(상수동, 한주빌딩 4층)
전화 02-3141-9326
팩스 02-703-3916

ⓒ 김시언·이형기, 2019

저작권법에 의해 보호를 받는 저작물이므로 무단전재와 무단복제를 금합니다.

ISBN 978-89-91232-81-5 (03510)

책값은 뒤표지에 있습니다.
잘못 만들어진 책은 서점에서 바꿔드립니다.

일러두기
1. 주석(*)은 각주 처리했습니다.
2. 책의 제목은 《 》로 표시하고, 신문·잡지·논문 등의 제목은 〈 〉로 표시했습니다.
3. 정확한 의미 전달을 위해 필요한 경우 영어를 병기했습니다.
4. 흔히 쓰이는 보건의료 분야의 용어들 일부에서는 띄어쓰기 원칙을 엄격하게 적용하지 않았습니다.

합성의약품 시대는 가고

바이오의약품 시대가 온다

Biopharmaceuticals 101

김시언·이형기 지음

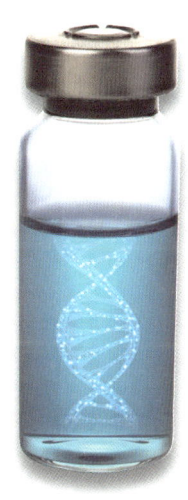

청년의사

머리말

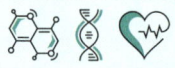

왜 바이오의약품인가?

최근 10년 동안 우리는 기술 혁신이 일상을 얼마나 빠르게 바꿀 수 있는지 체험했다. 스마트폰과 함께 페이스북이나 인스타그램 같은 소셜미디어가 등장하면서 의사소통의 범위와 방식이 크게 변화했다. 기계학습으로 무장한 알파고가 이세돌을 격파하더니(그럼에도 불구하고 이세돌은 알파고를 단 한 번이라도 꺾은 유일한 인간이다) 유튜브YouTube와 아마존Amazon 같은 회사는 인공지능에 기반을 둔 음성인식과 음성생성 기술로 완전히 새로운 세상을 만들기라도 할 양 호언장담한다. 더군다나 무인자동차나 전기자동차, 직립보행로봇의 상용화가 머지않은 미래처럼 보이는 와중에 다른 산업들도 거대한 변화를 경험하기 시작했다.

의료와 제약산업 역시 기술 혁신으로 구조가 변화될 조짐이 보인다. 인간게놈프로젝트가 성공한 이후, 유전자 분석에 드는 비용이 급격히 줄면서 유전자 분석 결과를 의료에 활용할 가능성이 커졌다. 더욱이 개인맞춤의료personalized medicine와 인공지능 기술이 맞물리면서 환자와 질병, 약품의 관계를 새롭게 분석해 의약품의 치료 영역을 확장하거나, 심지어 질병을 새롭게 분류하려는 시도마저 나오는 중이다.

이러한 시점에 왜 '바이오의약품'을 알아야 할까? 차라리 인공지능을 공부하거나 무인자동차 개론서를 읽는 편이 더 낫지 않을까? 혹은 유전자 분석에 기반한 맞춤의료를 공부해야 할 필요는 없을까? 물론 어떤 분야가 다른 분야보다 더 중요하다는 주장은 큰 의미가 없다. 그럼에도 불구하고 우리가 지금 바이오의약품을 들여다봐야 할 충분한 이유가 있다. 바이오의약품은 먼 미래가 아니라 지금 당장 실제 환자 치료에 빈번히 사용되고 있기 때문이다. 그러나 바이오의약품이 환자 치료에서 담당하는 역할과 그 잠재력에 비해, 일반 대중은 여전히 바이오의약품을 낯설어한다.

대부분의 바이오의약품은 주사를 통해 혈관이나 피하 또는 근육 내로 투여된다. 물론 이 사실만으로 바이오의약품이 다른 종류의 약과 다르다고 말하기는 어렵다. 하지만 바이오의약품은 기존의 합성의약품과는 완전히 다른 의약품이다. 분자생물학을 포함해, 현대 생물학이 이뤄낸 혁혁한 연구 성과가 없었다면 바이오의약품은 빛을 보지 못했을 것이다. 이전에는 의약품 생산에 활용되지 않았던 다양한 생명공학기술이 바이오의약품을 개발하고 제조하는 과정에 필요하다. 바이오의약품은 합성의약품보다 훨씬 크고 구조적으로 복잡하다. 당연히 합성의약품과는 허가·관리되는 규제 방식이 다르다.

현재 바이오의약품은 판매비 기준으로 전체 의약품 시장의 25% 정도를 차지한다. 바이오의약품의 시장점유율은 점차 증가하고 있으며, 2016년에 가장 많이 팔린 10개 의약품 중 7개가 바이오의약품이었다.[1] 바이오의약품이 제약 시장에서 이토록 중요한 부분을 차지한다는 통계 수치도 흥미롭지만, 그동안 우리가 바이오의약품에 무심했다는 사실이 더 새삼스럽다.

지금까지 우리가 바이오의약품에 무관심했던 이유는 여러 가지다. 사람들은 생명과학이 자신의 삶과 관련이 없다고 지레짐작하거나, 빠르게 발전하는 분야이기 때문에 비전문가로서 최신 지견을 갖추는 게 불가능하다고 생각한다. 물론, 생명과학 분야는 생명체라는 최강 복잡계를 다루기 때문에 전문 연구자조차 본인의 전공 분야를 넘어서면 전문성을 발휘하지 못한다. 더욱이 바이오의약품의 개발과 생산에 필요한 생명공학기술은 빠르게 변화한다. 그러니 비전문가가 바이오의약품을 둘러싼 기술과 학문적 원리를 모두 이해하기란 사실상 불가능에 가깝다.

그러나 바이오의약품의 세부 학문과 기술 내용을 다 이해하진 못하더라도 바이오의약품이 무엇인지 알고 우리의 일상생활에 미칠 영향을 가늠해볼 수는 있다. 작곡가나 가수가 아니더라도 음악을 즐기고 비평할 수 있듯, 생명과학이나 의학 전공자가 아니더라도 바이오의약품을 이해하고 이를 둘러싼 쟁점을 따져보는 일은 충분히 가능하다.

이 책은 독자들이 바이오의약품을 개괄적으로 이해하고, 의약품 개발과 규제 역사에서 바이오의약품이 어떤 변화를 불러왔는지 소개하려는 목적으로 쓰였다. 1장에서는 바이오의약품의 정의를 소개하고 바이오의약품의 큰 그림을 보여준다. 물론 바이오의약품이 무엇인지 알려면 기본 생물학 지식이 필요하므로 2장에서 현대 생물학의 기본 지식을 소개한다. 3장과 4장에서는 우리가 흔히 '약'이라는 말을 들을 때 떠올리는 전통적인 합성의약품과 이 책의 주제인 바이오의약품의 차이를 중심으로 내용을 전개한다. 의약품을 개발하고 허가받는 과정에서 합성의약품과 바이오의약품 사이에 어떠한 차이가 있는지, 그러한 차이가 왜 생겨났는지를 다룬다. 5장과 6장에서는 바이오의약품의 큰 분류인 항체의약품과 백신, 유전자치료제와 세포치료제, CAR-T 치료제가 무엇인지 소개한다. 책의 후반부인 7~9장에서는 현재 시장에서 판매 중인 바이오의약품의 개발 및 허가와 관련한 규제 쟁점과 바이오시밀러biosimilar를 포함하여 바이오의약품 시장의 미래를 결정할 주요한 질문은 무엇인지 알아보겠다. 10장에서는 2019년 일어난 코오롱 인보사 사태의 경과와 쟁점을 통해 바이오의약품의 허가 이면에 자리한 사회적 토대와 합의는 무엇이며, 한국의 현실은 어떠한지를 검토한다. 마지막으로 11장에서는 한국 바이오 업계에 관심을 가지고 투자를 고려할 때 참고할 만한 자료와 관점을 소개했다.

사실 더 이상 바이오의약품을 새로운 종류의 의약품이라고 부르기는 어렵다. 최초의 바이오의약품인 제넨테크Genentech사의 유전자 재조합 인슐린은 거의 40년 전인 1982년에 미국 FDA 의 허가를 받았으며, 최초의 단일클론항체의약품인 OKT3 역시 1986년에 FDA의 승인을 받았으니 말이다.[2] 뿐만 아니라 바이오의약품 시장은 이미 전 세계에서 1년에 67조 원 이상의 연구 개발비가 투자되는 거대한 규모의 산업으로 성장했다.[3]

그럼에도 불구하고 바이오의약품을 둘러싼 관심이 최근 더욱 증가한 데에는 지난 수년 동안에 국내 제약기업이 바이오시밀러를 포함, 다양한 바이오의약품 개발 분야에서 눈에 보이는 성과를 내기 시작했기 때문이다. 셀트리온의 렘시마Remsima는 세계 최초로 개발된 항체의약품 기반 바이오시밀러로, 유럽과 미국 등 70여 국에서 판매 허가를 받아 시판되고 있다. 아울러 삼성바이오에피스처럼 막강한 자금력과 인재풀을 보유한 기업이 바이오시밀러 개발 경쟁에 뛰어들어 글로벌 제약기업과 자웅을 겨루고 있다. 바이오의약품 시장에 국내 기업이 늦게 진출하기는 했지만 두 번째 시작이라고 할 수 있는 바이오시밀러에서 충분한 성장 잠재력과 가능성을 보이는 건 무척 고무적인 현상이다. 또한 한미약품이 독자적으로 개발한 기술 랩스커버리를 통해 4조 9천억 원 규모의 기술수출계약을 성사하고* 최종적으로는 생물의약품 허가신청BLA까지 완료하면서 대규모 기술수출의 가능성을 보였다. 2018년에 국내 바이오 제약기업은 10건의 기술수출을 이루었으며, 총 기술이전 규모는 4조 7천억 원에 이른다.

  이 책의 집필 방향과 기본 얼개가 정해진 건 현재 서울대학교 융합과학기술대학원 석박사 통합 과정에 재학 중인 김시언 학생이 신약개발융합연구센터Center for Convergence Approaches in Drug Development, CCADD에서 2017년 동계 인턴십을 이수하는 과정에서 정해졌다. 신약개발융합연구센터는 이 책의 공저자인 이형기 교수가 설립한 센터로, 지금까지 시도되지 않던 방식으로 신약개발 과정을 가속화 또는 효율화하는 원리와 실제 적용을 연구한다.** 당시에 김시언 학생은 서울대학교 자유전공학부 4학년

---

* 이후 안타깝게도 한미가 기술이전을 했던 의약품이 임상시험 단계에서 효과가 예상보다 못했거나 안전성 쟁점이 발생해 반환되는 상황이 벌어졌다. 하지만 국내 제약기업이 자체 개발한 바이오의약품 기술을 수출하고 다국적 제약사와 협력해 글로벌 임상 개발을 진행할 수 있다는 가능성을 충분히 보여준 사례였다.

** 신약 개발융합연구센터(CCADD)에 관한 자세한 정보는 홈페이지(http://ccadd.snu.ac.kr)에서 얻을 수 있다.

진급을 앞둔 상태였다. 인턴십은 8주라는 짧은 기간이었지만 상당한 양의 문헌고찰과 매주 서너 번씩 진행되던 대면논의, 그리고 인턴십 기간 이후에도 계속됐던 원고 작성과 수정 과정은 치열했다. 따라서 이 책은 학생과 교수가 나란히 공저자로 이름을 올리는 게 타당하다.

  아무쪼록 이 책을 통해 바이오의약품이 개발되는 현장과 판매되는 시장에서 현재 진행형으로 일어나는 신기술의 성과와 역동적인 변화를 이해하는 데 필요한 기본 지식과 관점을 획득하길 기원한다. 아울러 바이오의약품 시장에서 한국이 꾸준히 글로벌 리더십을 발휘하기 위해 가장 중요한 젊은 인재들이 이 분야에 관심을 갖는 데 이 책이 일조할 수 있다면 더욱 기쁜 일이다.

2019년 11월

저자 김시언, 이형기

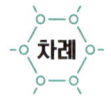

차례

머리말 왜 바이오의약품인가? 4

1장_ 바이오의약품의 정의

규제기관의 정의 18 | 공통 정의 19 | 좁은 의미의 바이오의약품 20 | 바이오의약품의 크기와 구조 21 | **BOX. 1** 바이오의약품 개발과 생산에 이용되는 생명공학기술 25

2장_ 현대 생물학의 기본 원리

현대 분자생물학의 기초, 중심원리 34 | 단백질의 구조와 기능 36 | 단백질의 구조적 다양성 39 | 단백질 간 상호작용 과정 42

3장_ 합성의약품과 바이오의약품은 어떻게 다른가?

바이오의약품과 합성의약품의 차이 48 | 과연 '동일'한 의약품인가? 50 | 공정이 곧 제품이다 55 | 바이오의약품 품질보장을 위한 총체적 접근 56

4장_ 바이오의약품의 생산

바이오의약품의 규격 설정 62 | 바이오의약품의 순도, 불순물, 오염물 64 | 제품-관련 물질과 번역후변형 66 | 공정-관련 불순물과 제품-관련 불순물 68 | **BOX. 2** 바이오의약품의 품질 평가에 활용되는 단백질 분석 기술 73 | 바이오의약품의 안정성 확보 78 | 바이오의약품의 면역원성 80

5장_ 항체의약품과 백신

단일클론항체의약품 88 | **BOX. 3** 항체의 구조와 생물학적 역할 91 | **BOX. 4** 항체의 다양한 기능 93 | 항체의약품의 치료 기전 95 | 항체의약품의 면역원성 문제 97 | 항체의약품을 둘러싼 규제와 과학 쟁점 100 | 오래된 바이오의약품, 백신 102 | **BOX. 5** 생산 방법에 따른 백신의 종류 106

6장_ 유전자치료제와 CAR-T 치료제

유전자치료제 112 | 유전자치료제 개발의 역사 112 | **BOX. 6** 체내유전자치료와 체외유전자치료 116 | **BOX. 7** 벡터의 정의와 종류 118 | 면역세포를 활용한 CAR-T 치료제 개발 121 | 앞으로의 전망 123

7장_ 바이오시밀러는 왜 바이오제네릭이 아닐까?

합성의약품의 제네릭 개념 확립 129 | 생물학적동등성시험을 통한 효능 및 안전성 입증 133 | 바이오의약품의 '제네릭' 개념 부재 135 | 제네릭과 바이오시밀러 사이의 규제적 차별 136 | 바이오베터를 바이오시밀와 구분하는 이유 139

8장_ 바이오의약품 시장의 전망

인수합병과 희귀의약품 중심의 신약 개발 활성화 144 | 블록버스터 의약품으로 변신하는 바이오의약품 152 | 바이오시밀러 개발 비용 문제 155 | 바이오시밀러 가격 경쟁 문제 158 | 바이오베터가 대안인가? 159 | 바이오시밀러의 미래 161

9장_ 바이오의약품의 새로운 규제 쟁점

바이오시밀러와 상호대체가능성 167 | 상호대체가 가능한 바이오시밀러와 적응증 확대 170 | 설계기반 품질고도화 173 | 바이오의약품의 설계기반 품질고도화 177

10장_ 코오롱 인보사 사태와 한국 바이오의약품 산업

경과 184 | 의의 188 | 전망 191

11장_ 바이오의약품 주식에 계속 투자해야 할까?

신약 후보물질 탈락률과 제약기업의 의사결정 199 | 신약은 발굴이 아닌 '개발'해야 202 | 임상시험 정보는 어떻게 얻을까? 203 | 다시 왜 바이오의약품인가? 205

맺음말 바이오의약품 시장은 소비자의 신뢰를 토대로 성장한다 206

참고 문헌 210
더 읽어보면 좋은 자료 214

1장 — 바이오의약품의 정의

국가마다 바이오의약품을 정의하는 방식이 조금씩 다르더라도 공통된 부분은 존재한다. 미국 FDA에서는 백신, 재조합 단백질, 혈장, 혈장 성분을 나열하면서 바이오의약품을 자연적인 원천에서 얻은 물질로 정의한다. 우리나라의 식약처는 바이오의약품을 "생물체에서 유래된 물질이나 생물체를 이용해 생성시킨 물질을 함유한 의약품으로 물리적·화학적 시험만으로 그 역가와 안정성(stability)을 평가할 수 없는 백신, 혈장분획제제 및 항독소 등"으로 규정했다. 요컨대 각 나라마다 서술 방식의 차이는 있으나 바이오의약품이 '생물학적 원천에서 유래된 물질'이라는 점은 모두 같다.

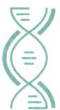

일반인에게 약은 화학 반응을 거쳐 생산하는 전통적인 의미의 약, 즉 합성의약품을 의미한다. 그렇다면 바이오의약품은 어떻게 정의할 수 있을까? 일단 바이오의약품도 '의약품'이라는 사실은 분명하다. 바이오의약품도 합성의약품처럼 질병을 진단하고 치료하며, 증상을 완화하거나 질병을 예방할 목적으로 사용하는 물질이다. 따라서 이렇게 질문해야 한다. 바이오의약품의 어떤 '속성'이 합성의약품의 속성과 어떻게 다른가?

  결론부터 말하자면, 바이오의약품은 '생물학적 원천에서 추출하거나 생산한 의약품'을 뜻한다. 그러나 이러한 정의를 제대로 이해하려면 의약품이 만들어지고 허가를 받는 상황을 이해해야 한다.

규제기관의 정의

의약품은 국가기관이 가장 강력하게 관리하고 감독하는 상품이다. 만약 품질이 나쁘거나 잘못 사용되면 환자에게 되레 심각한 해를 입힐 수 있기 때문이다. 더욱이 의약품 시장이 빠르게 성장하면서 의약품 개발과 적정 사용을 둘러싼 경제적 관심도 함께 커졌다. 따라서 의약품이 허가 당시 확인한 품질을 유지하는지 감시하고 이를 만족하지 못할 경우 강력한 규제 조치가 꼭 취해져야 한다.

바이오의약품도 의약품이기 때문에 미국 FDA(U.S. Food and Drug Administration)나 한국의 식품의약품안전처(이하 식약처)와 같은 규제기관의 엄격한 관리·감독을 받는다. 따라서 시판 허가를 받은 바이오의약품은 규제기관으로부터 효능이 상당하고 안전하며 품질이 일정하다는 사실을 검증받은 셈이다.

따라서 바이오의약품을 포함한 모든 의약품의 분류와 정의는 규제기관이 결정한다. 요컨대 저명한 의학자나 약학자가 의약품을 분류하는 새로운 기준을 제안하더라도 규제기관에서 받아들이지 않으면 실제 효력은 없다. 물론 학계에서 관련 법 규정과 규제 방식을 놓고 활발하게 토론하는 일은 바람직하다. 하지만 토론 결과를 반영해 법과 규정을 만들고 시행 규칙에 따라 적절하게 조치를 취하려면 결국 의약품을 허가하고 감독하는 규제기관의 입장이 가장 중요하다.

이처럼 의약품의 분류와 정의는 규제기관이 결정하기 때문에 바이오의약품의 정의도 국가마다 조금씩 다르다. 바이오의약품을 국가마다 다르게 정의하는 이유는 규제기관에 따라 바이오의약품을 심의하고 관리·감독하는 과정에서 중요하게 보는 쟁점이 달라서다. 또한 나라마다 의료체계의 성격과 규모에서 차이가 나고 제약산업을 바라보는 정부 입장도 같지 않다.

공통 정의

국가마다 바이오의약품을 정의하는 방식은 조금씩 다르더라도 공통점은 존재한다. 즉, '살아 있는 생물학적 원천에서 추출하거나 생산한 의약품'이라는 정의에는 이견이 없다. 유럽연합에서 의약품의 허가와 관리를 담당하는 유럽의약품청 EMA_{European Medicines Agency}는 바이오의약품을 '생물학적 원천에서 얻은 생물학적 물질이 활성 물질인 의약품'으로 정의한다.[1] 한편 미국 FDA에서는 백신, 재조합 단백질, 혈장, 혈장 성분을 직접 나열하면서 바이오의약품을 '자연적인 원천에서 얻은 물질'로 정의한다.[2] 우리나라 식약처에서는 바이오의약품을 '생물체에서 유래된 물질이나 생물체를 이용해 생성한 물질을 함유한 의약품으로서 물리적·화학적 시험만으로 그 역가와 안정성_{stability}*을 평가할 수 없는 백신, 혈장분획제제 및 항독소 등'으로 규정했다.[3]

요컨대 각 나라마다 서술 방식의 차이는 있어도, 바이오의약품을 '생물학적 원천에서 유래된 물질'로 정의내리는 점은 모두 같다.

따라서 신체에서 추출한 혈액이나 혈장 성분, 혹은 이식수술에 사용하려고 사람이나 동물에서 떼어낸 세포·조직·기관organ 또한 바이오의약품이다. 넓게는 세포 안의 핵에서 추출한 바이러스나 유전자까지도 치료와 증상 완화를 목적으로 사용한다면 바이오의약품이다.

좁은 의미의 바이오의약품

이쯤 되면 몇 가지 의문이 생길 법하다. 바이오의약품이 혈액이나 혈장 성분처럼 이미 오래 전부터 사용되었다면 '새로운' 의약품이라고 말하는 게 과연 타당한가? 더군다나 최근에 주목받는 바이오의약품은 다른 종류가 아닌가? 이러한 질문에 대답하려면 바이오의약품의 정의 외에 규제기관이 추가로 기술한 내용을 살펴보아야 한다.

---

* 의약품의 안정성은 안전성(safety)과는 다른 개념이다. 안전성은 이상반응을 일으키지 않는 의약품의 특성으로 개발 중에 실시하는 임상시험과 허가 후에 실제 임상 환경에서 사용한 경험을 통해 입증된다. 반면 안정성은 의약품의 물리화학적 특성이나 치료 효능이 의약품을 보관하거나 투약하는 중에 변하지 않는 특성을 말한다.

식약처, FDA, EMA가 바이오의약품을 정의한 규정에는 공통적으로 두 가지 조건이 추가되어 있다. 먼저 유전자 재조합기술recombinant DNA technology이나 하이브리도마 기술hybridoma technology처럼 바이오의약품을 생산하는 데 필요한 생명공학기술을 명시했다. 아울러 바이오의약품이 화학적 방식으로 생산되는 전통적인 합성의약품과 구별된다는 사실을 분명히 언급한다. 따라서 최근에 새로운 의약품으로 주목받고 있는 바이오의약품은 현대 생명공학기술을 이용해 생산한 물질을 주로 지칭한다. 이 책에서 다루는 바이오의약품 역시 '생물학적 원천에서 유래된 물질'이라는 넓은 의미가 아니라, '생명공학기술을 이용해 생산한 치료 물질'이라는 좁은 의미로 한정하겠다.

생명공학기술은 빠르게 발전해왔고 앞으로도 이러한 추세가 지속되리라 전망한다. 따라서 생명공학기술을 사용해 개발하고 생산하는 바이오의약품의 정의 역시 계속 발전하고 변할 것으로 예상한다. 당연히 바이오의약품을 규제하는 방식도 생명공학기술이나 연관 학문의 발전에 맞춰 역동적으로 변화해야 한다.

바이오의약품의 크기와 구조

바이오의약품을 둘러싼 규제 쟁점은 대부분 바이오의약품이

'복잡하다'는 사실 때문에 발생한다. 그리고 바이오의약품의 복잡함은 바이오의약품의 '구조'가 복잡하기 때문에 생겨난 특성이다.

무엇보다 바이오의약품은 합성의약품보다 크기가 훨씬 크다. 근대 의약품 시대를 연 대표적인 합성의약품 아스피린의 분자량은 약 180g/mol이다. 반면, 바이오의약품인 인플릭시맙infliximab의 분자량은 거의 150,000g/mol에 달한다(그림 1-1). 임의로 선택한 두 의약품을 단순 비교한 것이지만, 이 비교는 바이오의약품의 크기가 합성의약품보다 얼마나 큰지를 잘 보여준다.

물질이 크고 구조가 복잡하면 의약품으로 개발하는 데 많은 어려움이 따른다. 우선 구조가 복잡하면 사실상 단일한 종류의 분자를 만들 수 없다. 또한 생산 과정이 복잡하고 관여하는 세부 공정이 많은 탓에 허가 이후 공정 일부를 개선 또는 변경하면 원래 허가받았던 바이오의약품과 차이가 나기도 하는데, 이를 '제품 변동product drift'이라고 부른다.[4] 더욱이 같은 구조로 일정하게 바이오의약품을 생산하지 못하기 때문에 합성의약품과는 달리 복제의약품이라 불리는 제네릭의약품generic medicine을 만들 수도 없다. 한 마디로 바이오의약품은 구조가 복잡해 분자 수준에서 다양한 변이와 다양성이 발생한다.

바이오의약품의 구조가 복잡하기 때문에 발생하는 규제 쟁

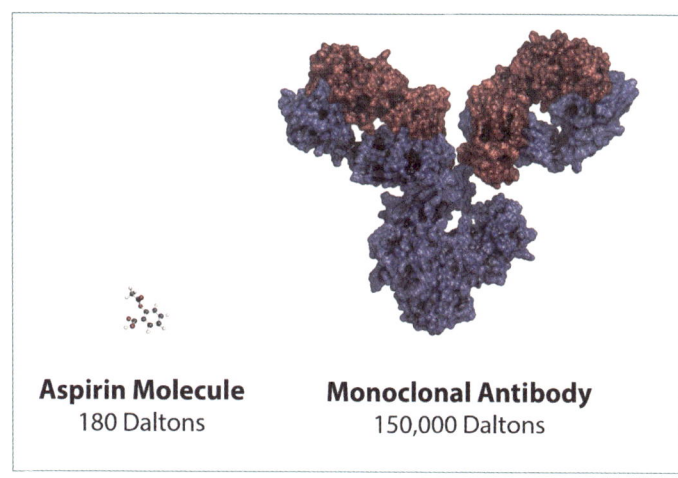

그림 1-1 아스피린과 단일클론항체 분자의 크기 비교. 바이오의약품의 활성 물질은 합성의약품보다 훨씬 크고 복잡하다. 활성 물질이 크고 복잡한 탓에 바이오의약품의 품질을 보장하거나 복제의약품을 만들려면 새로운 접근법이 필요하다. [출처: sec.gov/Archives/edgar/data/1649989/000157104917002293/t1700616-s1.htm.]

점은 이외에도 많다. 대표적인 바이오의약품인 단백질은 구조가 복잡할 뿐만 아니라, 외부 환경에 따라 쉽게 변하고 불안정하다. 따라서 생산이 끝난 다음에도 저온 보관처럼 특별한 관리가 필요하다. 또한 분자량이 작은 합성의약품과 달리 바이오의약품, 특히 단백질의약품의 분자 구조를 정확하게 분석하기란 어렵다. 서로 다른 세포배양기나 공장에서 만들어진 바이오의약품의 구조가 같은지 확인하기도 쉽지 않다. 이런 이유로 바이오의약품 분야에서는 흔히 "공정이 곧 제품이다process is

~product"는 말을 한다.

바이오의약품의 구조적 복잡성은 3장과 4장에서 좀 더 살펴보겠다. 바이오의약품의 구조가 복잡하다는 사실이 구체적으로 어떤 의미이며, 얼마나 복잡한지, 또 바이오의약품이 얼마나 다양한 하위분류로 나뉘는지 알아보기 위해, 2장에서는 바이오의약품을 이해하는 데 필요한 기본 생물학 지식을 소개한다. 최근에 관심을 끄는 바이오의약품은 단순히 생물학적 원천에서 추출한 물질이 아니라 생명공학기술을 이용해 생산한 물질이다. 생명공학의 기초 지식을 알면 바이오의약품 개발을 둘러싼 쟁점을 이해하기 쉬워진다.

BOX. 1

바이오의약품 개발과 생산에 이용되는 생명공학기술

1. 유전자 재조합 기술

DNA는 생물체가 다양한 환경에 적응해 살아가는 데 필요한 정보를 담고 있는 유전물질이다. 그리고 유전자$_{gene}$란 특정 단백질의 생산에 필요한 정보를 담고 있는 DNA의 일부분을 말한다. 즉, 유전자는 특정한 생물학적 기능을 발현하는 DNA의 일부분인 셈이다.

단백질은 생물체에서 다양하고 세분된 기능을 담당하는 중심 분자다. 따라서 유전자에 저장된 정보가 손상되거나 작동해야 할 유전자가 어떤 이유에서든 작동하지 않으면 정상적으로 단백질이 합성되지 못해 생물체의 기능에 이상이 초래될 수 있다.

1950년대 초 DNA가 수많은 생명 활동의 출발점이라는 사실이 알려진 이후, DNA를 교정하는 방식으로 치료법을 개발할 수 있으리라는 기대가 커졌다. 예를 들어 유전자를 세포 내의 유전체$_{genome}$에 삽입한다면 새로운 특징을 발현하는 세포를 얻게 되는데, 이를 '유전자 재조합 기술'이라고 부른다.

유전자 재조합 기술을 응용해 다양한 질병을 치료할 수 있는 가능성은 제기됐지만, 1960년대 후반에 제한효소restriction enzyme와 리가아제ligase라는 단백질이 발견되기까지 유전자 재조합 기술을 적용하기는 어려웠다. 제한효소와 리가아제는 특정한 서열의 DNA를 자르고 연결하는 기능을 수행하는 효소 단백질이다.

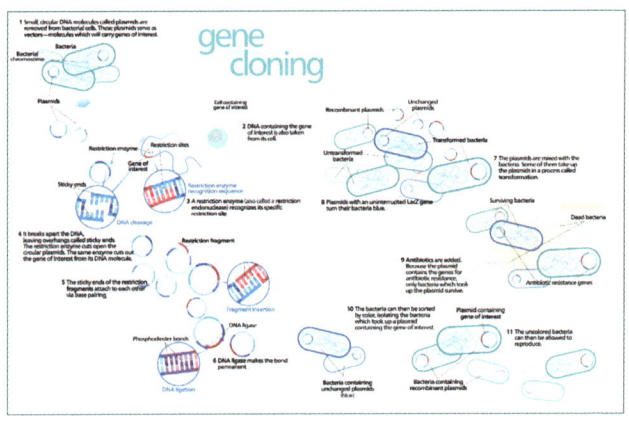

그림 1-2 플라스미드를 활용한 유전자 재조합 기술 모식도. 세포의 염색체에 직접 유전자를 삽입하기 쉽지 않기 때문에 박테리아 세포 안으로 유전자를 삽입할 때 벡터(vector)라 불리는 유전자 운반체를 사용한다. 플라스미드는 작은 원형의 DNA이며 벡터로 자주 활용된다. 제한효소와 리가아제를 이용하면 플라스미드 안에 원하는 유전자를 삽입할 수 있고, 이렇게 만든 재조합 플라스미드를 다시 세포 안에 넣으면 특정 단백질을 생산하는 '단백질 공장' 세포를 얻게 된다. [출처: commons.wikimedia.org/wiki/File:Gene_cloning.svg.]

이 발견에 힘입어 생명과학자들은 여러 종류의 DNA 조각을 세포의 유전체 안으로 삽입하기 시작했다. 예를 들어 인간의 인슐린 유전자를 박테리아나 돼지, 소의 유전체 속에 삽입했다. 삽입된 인슐린 유전자는 새롭게 자리 잡은 세포에서 기능을 발현해 인슐린을 생산했다. 이렇게 생산된 단백질을 세포에서 추출할 수 있다면 유전자 재조합 기술로 일종의 '단백질 공장'과 같은 생물체를 얻게 되는 셈이다. 대부분의 바이오의약품은 단백질이 중심 성분이기 때문에 유전자 재조합 기술이야말로 바이오의약품 시대를 연 핵심 기술이라 할 수 있다.

2. 하이브리도마 기술

현재 전 세계에서 가장 많이 팔리는 바이오의약품 대부분은 항체의약품이다. 항체$_{antibody}$는 특정한 항원$_{antigen}$에 결합하여 우리 몸의 면역세포가 항원을 인지해 공격하고 체내에서 제거하도록 돕는 단백질 분자를 말한다. 따라서 암세포 표면의 분자에 결합하거나, 질병을 유발하는 분자에 결합해 기능을 억제하는 항체를 생산해낼 수 있다면 질병 치료에 유용하다.

그러나 앞서 소개한 유전자 재조합 기술로 항체를 생산하기란 쉽지 않다. 항체를 생산하는 면역세포는 유전자 재조합 기술에 사용하는 대장균이나 효모처럼 활발히 증식하는 세포가 아니기 때문이다. 따라서 항체를 생산하는 DNA 조각을 확보해 일종의 '항체 공장'인 세포를 얻는다고 해도 이들이 활발히 증식하지 않아서 충분한 양의 단백질을 생산하기 어렵다.

낮은 생산 수율의 문제는 하이브리도마 기술로 해결됐다. 하이브리도마 기술은 두 종류의 세포를 융합해 잡종세포를 만든다. 예를 들어 '항체 공장' 세포를 얻기 위해 항체를 생산하는 비만세포_plasma cell_와 암세포를 융합한다. 이렇게 만들어진 잡종세포는 비만세포에서 항체를 생산하는 능력을 물려받고 암세포에서는 무한히 증식하는 특성을 얻는다. 결국 하이브리도마 기술을 통해 항체 생산에 적절한 세포주_cell line_를 얻게 됐다.

특히 하이브리도마 기술을 이용하면 단일한 종류의 항체를 생산할 수 있다. 사실 단일한 분자로 분리하는 작업은 모든 의약품의 연구와 개발에 선행되어야 하는 중요한 과제다. 분자를 순수하게 분리하지 못하면 결국 분자의 기능이나 특성을 온전히 분석할 수 없기 때문이다. 하이브리도마 기술로 단일한 특성, 특히 단일한 항원결정기_epitope_를 갖는 항체를 생산하는 세포주를 분리하게 되면서 항체를 다양한 방식으로

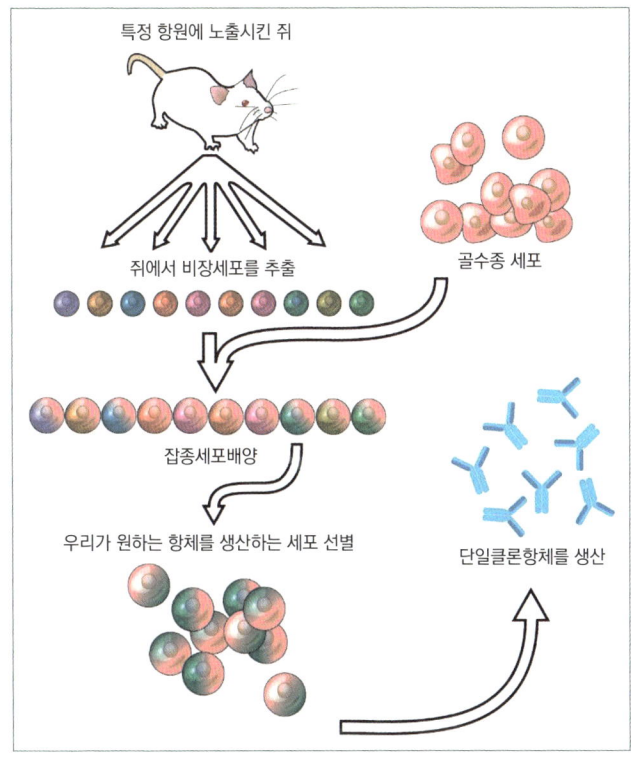

그림 1-3 하이브리도마 기술 모식도. 복제 능력이 있는 골수종 세포와 항체 생산 능력을 가진 면역세포를 추출해 융합하면 단일 종류의 항체를 생산하면서도 계속적으로 복제가 가능한 잡종세포를 만들 수 있다. [출처: en.wikipedia.org/wiki/Hybridoma_technology#/media/File:Monoclonals.png.]

응용할 수 있는 기틀이 마련되었다.* 이러한 방식으로 생산한 항체를 단일클론항체monoclonal antibodies, mAbs라고 부른다. 아달리무맙adalimumab이나 인플릭시맙과 같은 '블록버스터' 바이오의약품이 단일클론항체에 속한다.

---

* 항원결정기는 항체, B세포, T세포가 항원을 인식하는 부위다. 동일한 항원에 반응하는 항체라도 항원결정기가 다르면 상이한 임상적 효과를 낼 수 있다. 따라서 생산한 항체 혼합물이 동일한 항원에 반응할 뿐 아니라, 단일한 항원결정기에 일정하게 결합해야 일관된 치료 효능을 보여서 의약품으로 사용할 수 있게 된다.

2장

현대 생물학의 기본 원리

현대 분자생물학의 중심원리에 따르면 생명 기능을 수행하는 최종적인 분자는 단백질이다. 요컨대 DNA는 단백질 생산에 필요한 서열 정보를 담고 있으며, RNA는 이 정보를 핵 밖으로 전달하는 역할을 담당할 뿐이다. 그렇다면 왜 하필 단백질이 실질적인 생명 기능을 담당하게 됐을까? 왜 RNA나 탄수화물이 아니라 단백질일까? 단백질은 구조가 다양하고 비교적 쉽게 분해되지 않아 다양한 기능을 수행하기에 적절하기 때문이다.

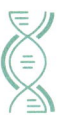

현대 생물학의 눈부신 성과가 뒷받침되지 않았다면 오늘날 우리가 사용하는 바이오의약품은 존재하지 않았을 가능성이 크다. 바이오의약품을 만들기 위해선(더 정확히 말해 '키우기 위해선') 세포와 조직배양 기술이 필요하며, 유전자를 조작해야 한다. 더욱이 바이오의약품을 일정한 품질로 생산해내려면 다양한 생명공학적 지식을 활용해야 한다.

이번 장에서는 바이오의약품의 종류와 기능, 그리고 생산 과정을 이해하는 데 꼭 필요한 현대 생물학의 기본 지식을 살펴보자. 먼저 '중심원리'라고 부르는 현대 생물학의 기초 개념을 소개한 뒤, 바이오의약품의 주성분인 단백질의 구조와 기능을 알아보겠다.

현대 분자생물학의 기초, 중심원리

현대 생물학에서 분자생물학은 독보적인 지위를 차지한다. 때때로는 현대 생물학과 분자생물학이 동의어처럼 느껴질 정도다. 분자생물학 관점에서 생명 현상은 분자 수준에서 일어나는 반응으로 이해된다. 분자생물학은 세포생물학·면역학·유전학이 발전하는 데 큰 역할을 했으며, 발생학이나 계통분류학처럼 전통적인 학문에도 영향을 미쳤다.

다수의 학자는 1953년 제임스 왓슨James Watson과 프랜시스 크릭Francis Crick이 데옥시리보핵산DNA의 이중나선구조를 규명한 사건을 분자생물학의 탄생 시점으로 보는 데 동의한다. DNA의 이중나선구조를 밝힌 업적은 단순히 유전물질의 분자적인 구조를 이해했다는 사실 이상의 의미를 지닌다. 유전물질은 생명체를 구성하기 위한 정보를 저장하고 그 정보를 이들의 후대로 전달한다. 따라서 유전물질의 비밀을 밝히기 위해서는 DNA가 생명체의 다양한 구조와 기능에 관한 정보를 어떻게 담을 수 있는지, 또한 DNA가 어떠한 방식으로 자손 세대에 전달될 수 있는지를 알아야 한다.

DNA의 이중나선구조는 이 두 가지 질문을 해결하는 데 결정적인 실마리를 제공했다. 실제로 제임스 왓슨과 프랜시스 크릭은 DNA의 구조를 규명한 바로 그 논문에서 이중나선구조를 기반으로 설득력 있는 DNA 복제 기전을 제시했으며, 이후의 연구는 왓슨과 크릭의 제안이 옳았음을 입증했다.

프랜시스 크릭은 DNA의 이중나선구조를 밝힌 기념비적 논문이 발표되고 얼마 지나지 않아 이른바 '중심원리Central Dogma'를 발표했다.[1] 중심원리는 '생물학적 정보는 핵산에서 핵산, 혹은 핵산에서 단백질로 전달될 뿐 단백질에서 단백질, 혹은 단백질에서 핵산으로는 전달되지 않는다'로 요약된다. 핵산은 DNA와

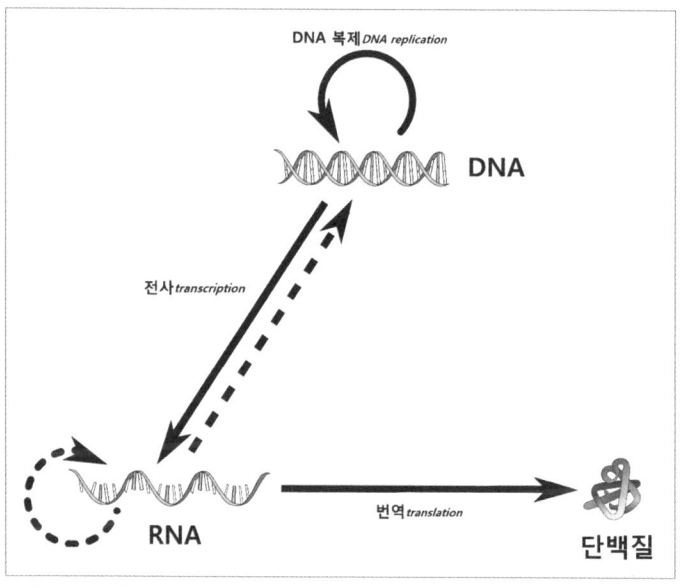

그림 2-1 현대 생물학의 중심원리. 일반적으로 생명체 내에서 정보는 DNA에서 RNA, RNA에서 단백질로 전달된다. DNA의 염기서열을 통해 RNA를 합성하는 과정을 전사라고 부르며, RNA의 서열을 통해 단백질을 합성하는 과정을 번역이라고 부른다. 진핵생물에서 DNA는 핵 속에 안전하게 보관되어 있으며 RNA의 형태로 전사된 이후에야 핵 밖으로 나온다. 핵 밖의 세포질에서 RNA는 리보솜과 만나 단백질을 합성한다. [출처: commons.wikimedia.org/wiki/File:Central_dogma_of_molecular_biology.svg.]

RNA(리보핵산)를 지칭한다. 한편 '생물학적 정보'란 각 분자의 서열 정보, 즉 DNA와 RNA의 염기(뉴클레오타이드) 서열과 단백질의 아미노산 서열을 담은 정보를 말한다.

따라서 중심원리에 의하면 단백질의 아미노산 서열은 DNA와 RNA의 염기서열이 결정하며, 단백질은 다른 분자로 서열 정보를 전달하지 못한다. 중심원리를 처음 제안할 당시만 해도 크릭은 중심원리를 뒷받침할 만한 어떤 직접적인 증거를 갖고 있지 않았다. 그러나 놀랍게도 크릭이 제안한 중심원리의 '대부분'이 사실임을 이후에 실시한 분자생물학 연구에서 증명했다.

중심원리가 분자생물학 연구의 기초를 제공한 이유는 유전물질인 DNA로부터 생명체의 구조와 기능이 세대를 거쳐 전달된다는 원리를 잘 정리했기 때문이다. DNA의 서열 정보는 RNA를 거쳐 최종적으로 단백질에 전달되며, 단백질은 우리 몸 안에서 일어나는 다양한 생명 활동을 주도한다. 흔히 DNA에서 RNA가 합성되는 단계를 '전사transcription', RNA에서 단백질이 합성되는 단계를 '번역translation'이라고 부른다.

단백질의 구조와 기능

크릭의 가설 이후에 시행된 연구를 통해 더욱 정교하게 다듬어진 중심원리를 알아보자.

DNA는 생명 활동에 필요한 중요 정보를 담고 있기 때문에 안전하게 핵 속에 보관되어 있다. DNA의 정보가 필요하게 되면 먼저 전사 과정을 거쳐 RNA를 합성한다. 이어 RNA는 DNA를 대신해 핵 바깥으로 정보를 전달한다. 세포질로 나온 RNA는 리보솜ribosome이라는 작은 세포소기관에 도착한다. 리보솜에서는 단백질이 합성되는데 이 과정을 번역이라고 한다. 결국 리보솜은 단백질 생산 '공장'인 셈이다.

  중심원리에 따르면 생명 기능을 수행하는 최종적인 분자는 단백질이다. DNA는 단백질 생산에 필요한 서열 정보를 담고 있으며, RNA는 이 정보를 핵 밖으로 전달하는 역할을 담당할 뿐이다. 그렇다면 왜 하필 단백질이 실질적인 생명 기능을 담당하게 됐을까? 왜 RNA나 탄수화물이 아니라 단백질일까? 왜냐하면 단백질은 구조가 다양하고 비교적 쉽게 분해되지 않아 다양한 기능을 수행하기에 적절하기 때문이다.

  단백질이 합성되는 과정을 살펴보자. 단백질은 DNA나 RNA와 마찬가지로 중합체polymer이다. 중합체는 단량체monomer라고 하는 단위 수준의 분자가 일정한 방식으로 합쳐져 만들어지는 분자를 뜻한다. 단백질의 단량체는 누구나 한 번쯤은 들어 보았을 법한 아미노산amino acid이다. 자연에는 대략 20개의 아미노산이 존재하며 단백질은 아미노산이 일렬로 연결된 분자다. 물론 아미노산을 연결할 순서는 DNA와 RNA의 염기서열이 결정한다. 여기에서 중요한 사실은 아미노산의 종류가 20개라는 점이다. 반면에 RNA와 DNA는 단 4가지 종류의 염기로 되어 있을 뿐이다.

　레고 놀이를 한다고 가정해보자. 레고 세트가 두 개 있는데, 첫 번째 세트에는 4가지 종류의 블록이 있다. 블록들의 모양은 거의 같고 색깔만 조금씩 다르다. 반면 두 번째 레고 세트에는 20가지 종류의 블록이 담겨 있다. 게다가 블록의 모양도 다양하고 모든 블록은 서로 연결된다. 그렇다면 두 레고 세트 중 어느 것을 사용하면 더 다양한 모양의 구조물을 만들 수 있을까? 당연히 두 번째 레고 세트다.

　핵산과 단백질의 합성이 두 레고 세트의 상황과 비슷하다. DNA와 RNA는 각기 4가지 종류의 염기만으로 구성되며 이들조차 서로 유사한 구조로 되어 있다. 반면 단백질을 구성하는 아미노산은 대략 20가지 종류가 존재하며 이들의 구조는 매우 다양하다. 당연히 종류와 모양이 다양한 단위체(아미노산)로 구성된 단백질이 DNA나 RNA보다 다양한 구조물이 된다.

　구조가 기능을 결정하는 경우는 많다. 특히 분자생물학에서는 구조와 기능이 서로 밀접하게 연결되었다고 가정한다. 같은 구조의 분자는 같은 기능을 수행하며, 분자의 구조가 달라지면 기능 역시 달라진다. 따라서 다양한 구조로 합성되는 단백질은 다양한 기능을 수행할 수 있는 기본을 갖춘 셈이다.

단백질은 우리가 상상하는 것보다 훨씬 더 다양한 구조를 가질 수 있다. 항체 역시 단백질 분자의 일종으로, 우리 몸 안에는 수없이 많은 종류의 병원체에 결합할 수 있는 항체가 존재한다. 항체가 병원체에 결합한다는 말은 항체가 병원체의 표면에 딱 들어맞는 구조를 가진다는 의미다. 항체가 결합할 수 있는 병원체의 수가 거의 무한하다는 점에서 항체의 구조, 즉 단백질의 구조가 얼마나 다양한지 엿볼 수 있다.

단백질의 구조적 다양성

단백질을 구성하는 아미노산의 종류가 많다는 사실 이외에도 단백질의 구조가 다양한 이유를 설명하는 현상이 많다. 단백질의 서열뿐만 아니라 단백질을 구성하는 아미노산 사이의 입체적인 상호작용도 단백질의 구조적 다양성을 유발한다. 앞에서 단백질을 레고 블록에 비유했지만, 사실 딱딱한 레고 블록과 달리 단백질은 매우 유연해서 아미노산이 정해진 서열에 따라 연결된 이후에도 구조가 변할 수 있다. 단백질은 딱딱한 플라스틱 자보다는 부드러운 실에 가깝다. 상황에 따라 뭉친 실타래처럼 둥근 모양을 띠기도 하고 길쭉한 막대 모양이 되기도 한다. 이러한 이유로 서열에서 멀리 떨어져 있는 아미노산도 단백질의 입체 구조에 따라 서로 가까운 위치에 존재할 수 있다. 그 결과, 아미노산 사이에 여러 상호작용을 통해 또 다른 구조적 특성이 생겨난다.

단백질의 구조적 특성은 크게 네 단계로 나뉜다. 가장 먼저 1차 구조는 단백질을 이루는 아미노산 서열, 즉 아미노산의 순서를 말한다. 다른 아미노산 서열을 갖는 단백질은 다른 구조를 갖게 되고 이는 결국 다른 기능으로 이어진다. 2차 구조란 서열상 인접한 아미노산 사이에 형성되는 규칙적 구조를 말한다. 대표적인 2차 구조는 알파나선구조와 베타병풍구조이다. 단백질의 3차 구조는 더욱 멀리 떨어진 아미노산의 상호작용에 의해서 형성되는 구조를 말한다. 대표적으로 두 아미노산의 황sulfur 원자가 결합하는 이황화결합disulfide bond이 여기에 속한다. 마지막으로 4차 구조는 서로 다른 단백질 사슬 간의 상호작용을 말한다. 그러므로 4차 구조를 이루는 단백질은 두 개 이상의 단백질 사슬로 이루어짐을 전제한다.

네 단계의 단백질 구조를 생각해보면 아미노산 서열이 동일한 두 단백질도 구조가 다를 수 있다. 단백질의 1차 구조인 아미노산 서열이 같다고 하더라도 단백질을 둘러싼 환경에 따라 2차·3차·4차 구조가 달라질 수 있기 때문이다. 예를 들어 주변 환경의 산성도pH나 온도가 변하면 아미노산 사이의 상호작용 방식이 달라져 구조 변화를 초래할 수 있다. 구조가 변하면 기능도 변한다. 따라서 생명체는 DNA에 적힌 아미노산 서열에

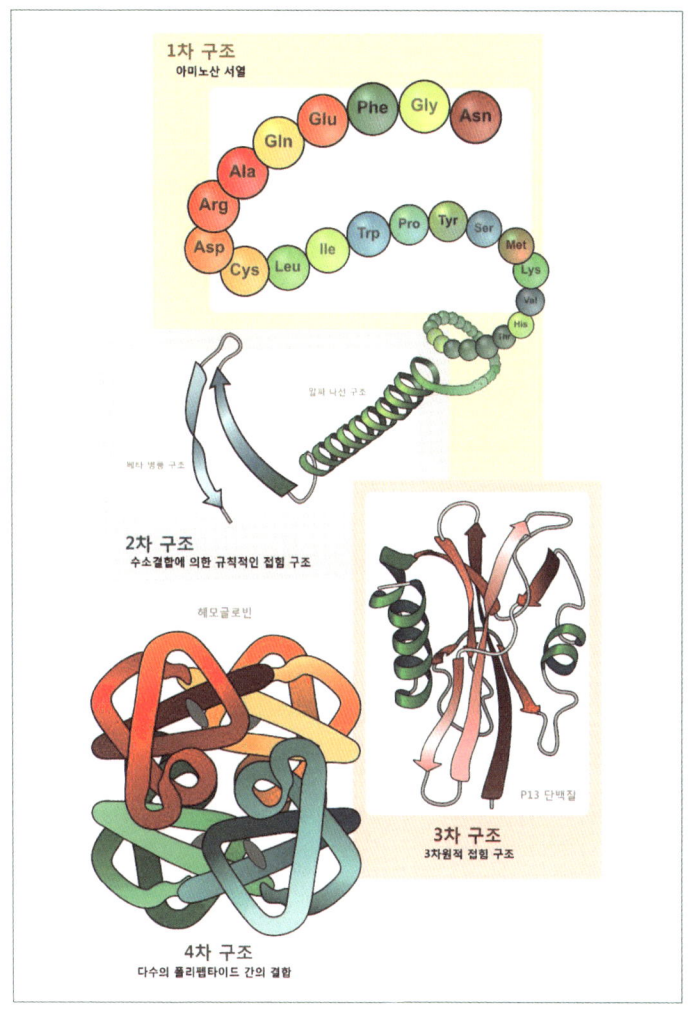

그림 2-2 단백질의 4단계 구조. 단백질 구조는 크게 4단계로 나뉜다. 기본적으로 낮은 단계의 단백질 구조가 더 높은 단계의 단백질 구조를 결정한다. 그러나 단백질은 구조가 유연한 분자이므로 주변 환경에 따라 접힘 구조나 단백질 간의 결합 양상이 변할 수 있다. [출처: commons.wikimedia.org/wiki/File:Main_protein_structure_levels_en.svg.]

따라 단백질을 합성할 뿐만 아니라, 단백질이 적절한 구조를 유지하도록 주변 환경을 조절하도록 진화해왔다.

그러나 아미노산만으로 다양한 구조를 만드는 데는 여전히 한계가 있다. 구조가 다양하면 기능도 다양해지므로 생명체는 다양성의 한계를 극복하기 위해 새로운 전략을 고안해냈다. 바로 당sugar이나 지질lipid처럼 종류가 다른 분자를 단백질에 붙이는 방식이다. 단백질에 다른 성분이 추가된 셈이므로 이를 당단백질glycoprotein이나 지질단백질lipoprotein이라고 부른다. 결과적으로 단백질은 당이나 지질과 결합함으로써 아미노산만으로 구성된 경우보다 훨씬 다양한 구조를 가진다. 그리고 이 과정은 단백질이 모두 합성된 후에 일어나기 때문에 단백질의 '번역후변형post-translational modification, PTM'이라고 부른다.

단백질 간 상호작용 과정

단백질은 기능과 구조에 따라 분류된다. 또한 비슷한 생물학적 기능을 지닌 단백질은 대개 아미노산 서열과 3차원 구조 역시 유사하다. 가령 '세린 단백질 분해 효소'로 불리는 단백질군은 분해 활성을 나타내는 환경과 분해하는 단백질의 종류가 달라도 3차원 구조는 대략 비슷하다. 아미노산 서열이 같지는 않아도 유사한 크기와 화학적 특성의 아미노산을 치환하여 만들어졌기 때문에 3차원 구조가 비슷하고 단백질 분해 활성을 공통적으로 지닌다.

그런데 구조가 매우 유사한 단백질이라도 종이나 세포에 따라 다른 생물학적 역할을 담당하기도 한다. 단백질의 역할은 단백질의 고유한 효소 활성뿐만 아니라, 해당 단백질을 활성화·불활성화 그리고 분해하는 주변 환경에 따라 변하기 때문이다. 다시 말해 같은 단백질이라고 하더라도 해당 단백질을 적절히 활성화하는 환경이 조성되지 않으면 단백질이 지닌 고유의 효소 활성을 나타내지 못한다. 이렇게 복잡한 단백질 간의 상호작용 과정을 신호전달경로signaling transduction pathway라고 부른다. 따라서 단백질의 기능을 연구하려면 단백질의 구조적 특성을 파악할 뿐 아니라, 이미 알려진 신호전달경로의 어떤 부분에서 해당 단백질이 작용하는지 함께 조사해야 한다.

예시로 상피세포성장인자 수용체의 신호전달경로를 살펴보자. 상피세포 성장인자Epidermal growth factor, EGF는 이름 그대로 상피세포의 성장을 촉진하는 단백질로 상피세포의 세포막에 있는 수용체에 결합한다. 성장인자가 결합한 세포막 수용체는 세포 내, 즉 세포질cytoplasm에서 새로운 단백질을 활성화하고 이 단백질은 또 다른 단백질이 활성을 띠도록 만든다. 이런 일련의 활성화 과정을 '폭포'에 빗대어 캐스케이드cascade라고 부르며 신호전달의 윗부분을 상류upstream, 신호전달의 아랫부분을 하류downstream라

지칭한다. 상류의 단백질 분자는 여러 개의 하류 단백질을 활성화하기 때문에 신호전달 과정을 거치면서 신호가 증폭된다. 단백질이 활성화되려면 정해진 자리에 인산기를 붙이는 인산화phosphorylation, 두 개의 단백질이 결합하는 이합체 형성dimerization, 여러 종류의 단백질이나 보조 인자가 복합체complex를 형성하는 과정을 거쳐야 한다. 이렇게 특정한 조건에서만 단백질이 활성화되기 때문에 생명체는 한정된 수의 단백질로 생명 현상을 시간과 공간에 따라 정교하게 조절한다.

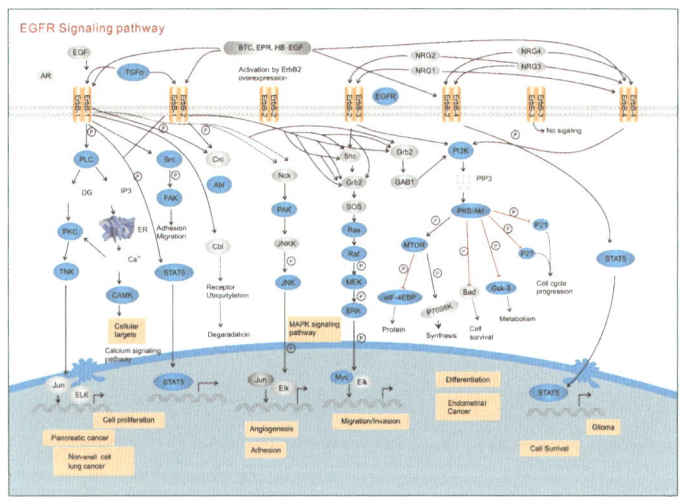

그림 2-3 상피세포 성장인자 수용체의 신호전달 과정. 상피세포 성장인자가 세포막에 위치한 수용체와 결합하면 신호전달 과정이 시작된다. 단백질은 서로를 활성화하거나 억제하고 분해함으로써 상류의 신호를 하류로 전달한다. 모식도에 따르면, 핵 안에서 전사 인자(transcription factor)가 활성화되면서 상피세포의 증식과 분화를 촉진하는 유전자가 발현되고 신호전달 과정이 끝난다. [출처: www.apexbt.com/research-area/tyrosine-kinase/egfr.html.]

3장 ─ 합성의약품과 바이오의약품은 어떻게 다른가?

분자의 구조를 정확히 규명할 수 없다면 최종 산물인 바이오의약품이 사전에 정한 품질규격을 만족하는지 확인할 방법이 묘연하다. 바이오의약품 구조를 분석하기 어려운 탓에 완제품의 품질을 별도로 확인하기 어렵기 때문이다. 따라서 단백질 구조를 정확히 분석할 기술이 없다면 합성의약품과 동일한 방식으로 의약품의 품질을 보장할 수 없다.

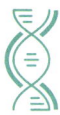

 1장에서 설명했듯 우리의 관심은 생명공학기술을 이용해 변형한 세포에서 단백질을 추출해 만든 새로운 형태의 바이오의약품이다. 그러나 여전히 시장에서 다수를 차지하는 의약품은 전통적인 합성의약품이다. 따라서 바이오의약품은 합성의약품 중심의 의약품 시장에 진입하는 일종의 후발 의약품인 셈이다.

 바이오의약품의 생산 공정은 합성의약품의 생산 방식과는 매우 다르며, 이러한 차이는 의약품의 품질$_{quality}$ 개념을 바꿔 놓았다. 이번 장에서는 바이오의약품의 품질을 보장하려면 합성의약품의 품질보장 기준과 무엇이 달라야 하는지 비교를 통해 알아보겠다. 바이오의약품은 크기가 큰 단백질 분자로 이루어진다는 사실부터 시작해보자.

바이오의약품과 합성의약품의 차이

바이오의약품과 합성의약품은 거의 모든 수준에서 차이가 난다. 개발 과정과 생산 방식에서 차이가 나는 것은 물론이고, 의약품 개발에 필요한 투자 규모, 의약품 생산 이후의 보관, 투약 방식에 이르기까지 차이를 보인다. 그리고 이런 차이를 거슬러 올라가면 분자 단계까지 이르게 된다.

합성의약품이든 바이오의약품이든 제대로 된(약효를 나타내기에 적합한 구조를 갖는) 의약품이 일정하게 생산되는지 확인하는 작업은 필수다. 이 작업 전체를 가리켜 의약품의 품질관리quality control라고 하며, 품질관리가 제대로 이루어지는지 확인하는 시스템을 품질보장quality assurance이라고 부른다.

품질관리와 품질보장의 첫걸음은 모든 생산 공정이 제대로 진행되는지 모니터링하는 일이다. 그러나 공정 모니터링과는 별개로 생산된 의약품의 분자 구조를 분석함으로써 의약품이 의도한 대로 제대로 생산됐는지 확인할 수 있다. 합성의약품에서는 구조를 분석하는 일이 비교적 쉬워, 생산물의 구조 분석이 품질보장에서 중요한 부분을 차지한다. 반면 바이오의약품은 구조가 복잡한 탓에 품질관리와 품질보장에 크게 두 가지 문제가 발생한다. 첫째, 바이오의약품이 일정한 구조를 갖도록 생산하기가 쉽지 않으며 둘째, 분자 구조를 일정하게 만들기 이전에 바이오의약품의 구조를 확인하는 일 자체가 어렵다.

2장에서 살펴본 대로 유전자치료제나 세포치료제를 제외하면 바이오의약품 대부분의 주성분은 단백질이다. 단백질은 복잡한 구조와 기능을 가지는 분자다. 단백질을 이루는 아미노산의 종류와 배열을 바꿈으로써 다양한 구조를 만들어낼 수 있다. 또한 단백질은 유연한 실타래와 같이 여러 방향으로 접히고 꼬이기 때문에 번역 과정 이후라도 다양한 구조를 나타낼 수 있다. 여기에 당이나 지질 성분이 단백질에 부착되는 번역후변형 과정도 이어진다. 요컨대 단백질은 여러 단계의 합성 과정을 거치면서 점차 구조적으로 다양해진다.

 단백질이 접히거나folding 특정한 분자를 아미노산 서열에 붙이는 작업은 주변 환경의 영향을 받는 일종의 생화학 반응이다. 가령 세포가 산성 환경에 노출되면 단백질이 다른 방식으로 접히게 된다. 세포를 기르는 배양액에 특정 당 성분이 부족하면 번역후변형이 이전과는 다른 방식으로 일어나기도 한다. 단백질이 만들어질 때 환경이 미묘하게 변해도 단백질의 구조와 기능이 달라진다. 예를 들어 세포배양액 속 용존산소량이나 배양액을 젓는 속도를 일정하게 통제하지 못하면 동일한 단백질이 만들어지지 않을 수도 있다.[1]

 단백질의 구조를 확인하는 일도 쉽지 않다. 분석 기술이 꾸준히 발전하면서 많은 단백질 구조가 규명됐지만, 단백질처럼 거대하고 유연한 분자의 구조를 밝혀내기란 여전히 어렵다. 단백질의 구조를 파악하려면 다양한 물리화학적 지식을 활용해 분자 구조를 간접적으로 유추해야 한다. 분자는 '직접' 관찰할 만큼 크지 않기 때문에 분자가 복잡해지면 측정 자료를 이용해 분자 구조를 짐작하기도 덩달아 어려워진다. 특히 단백질이 접히는 과정에 여러 변수가 영향을 미치므로 단백질의 원래 서열과 주변 환경을 모두 고려해 구조를 추정하기란 현재로선 불가능에 가깝다. 결국 복잡한 단백질의 분자 구조를 상세히 분석할 수 있는 기술은 아직 확보하지 못한 상황이다.

 분자의 구조를 정확히 규명할 수 없다면 최종 산물인 바이오의약품이 사전에 정한 품질규격을 만족하는지 확인할 방법이 묘연하다. 바이오의약품 구조를 분석하기 어려운 탓에 완제품의 품질을 별도로 확인하기 어렵기 때문이다. 따라서 단백질 구조를 정확히 분석할 기술이 없다면 합성의약품과 동일한 방식으로 의약품의 품질을 보장할 수 없다.

과연 '동일'한 의약품인가?

의약품이 판매 허가를 받으려면 임상시험에서 확보한 안전성·유효성 자료를 규제기관에 제출하고 면밀한 검토를 받아야 한다. 이때 의약품 투여 후에 발생한 원치 않는 증상이나 증후, 신체 기능의 변화, 실험실 검사치의 변화를 '이상반응 adverse event'이라고 한다.* 이상반응은 의약품의 안전성을 평가하는 데 가장 중요한 기준이다. 한편, 의약품이 의도한 효과를 제대로 발현했다면 의약품의 유효성이 확인된 셈이다.

임상시험에서 관찰한 안전성과 유효성이 판매를 위해 생산한 완제품에서도 유지되려면 임상시험에서 환자에게 투여한 물질과 이후 시판될 물질이 동일하다는 전제가 성립해야 한다. 임상시험에서 의약품이 안전하고 효능이 있다고 밝혀지더라도, 만약 임상시험에서 사용한 의약품과 다른 약이 시장에서 판매되면 어떠한 일이 벌어질까? 당연히 허가받기 위해 거쳐야 했던 긴 개발 기간과 높은 투자 비용 그리고 그 과정에서 얻은 자료의 타당성이 무위로 돌아간다. 따라서 엄격한 허가를 통과한 의약품의 생산 과정을 일정하게 통제할 수 있을 때 비로소 의약품의 '품질'을 확보했다고 할 수 있다.

완제의약품의 품질을 확인하자고 매번 임상시험을 반복할 수는 없는 일이다. 대신 제약회사와 규제기관은 생산된 의약품의 구조적 특성을 분석해 사전에 정의한 규격을 만족하면 임

---

* 반면 부작용(Side Effect, 副作用)은 의약품의 의도하지 않은 효과를 뜻한다. 의도한 효과에 동반하는 부수적인 효과라고 이해하면 좋다. 따라서 의도하지는 않았으나 환자에게 이로운 효과도 부작용에 포함된다. 이상반응은 의약품 사용 중 의도치 않게 발생한 '바람직하지 않은' 효과를 말한다. 약물 사용과의 인과성이 밝혀지지 않더라도 약물 사용 중 발생한 안전성 문제라면 이상반응으로 분류된다. 일반인들이 흔히 부작용이라고 말하는 반응, 다시 말해 약물에 의해 발생한 해로운 작용은 약물유해반응(Adverse Drug Reaction)이라고 부른다.

상시험에서 입증한 의약품의 안전성과 유효성이 유지되리라고 결론을 내린다. 이러한 결론은 타당한데, 왜냐하면 의약품의 구조적 특성이 완전히 동일하다면(의약품의 품질이 유지되면) 약의 안전성과 효능을 결정하는 약동학 pharmacokinetics, PK 및 약력학 pharmacodynamics, PD* 특성도 같다고 기대할 수 있기 때문이다.

전통적인 합성의약품의 품질을 확인하는 일은 비교적 쉽다. 물론 합성 과정에서 부수적으로 만들어진 물질과 유효성분(치료 효과를 나타내리라 예상되는 성분)을 분리하기는 쉽지 않다. 그러나 일단 최종 산물에서 유효성분을 성공적으로 분리하면 분석을 통해 유효성분의 분자 구조를 확인할 수 있다. 만일 임상시험에서 사용한 의약품의 유효성분과 새로 생산한 의약품의 유효성분을 비교했을 때 구조가 동일하고 함량이 같다면, 임상시험에서 관찰된 안전성과 유효성이 새로 생산된 의약품에도 그대로 유지되리라고 기대할 수 있다.

반면 바이오의약품의 경우, 지적한 대로 동일한 의약품을 만들기는 사실상 불가능에 가깝고, 동일하더라도 동일함 자체를 확인하기조차 쉽지 않다. 따라서 바이오의약품에는 최종 산물

---

* 약동학과 약력학은 약물과 신체의 상호작용을 연구하는 학문으로 의약품을 개발하고 규제하는 과정에서 중요하게 다루어진다. 약동학은 신체에서 일어나는 약물의 흡수·분포·대사·배설을 분석하고 예측하며, 약력학은 신체에 미치는 약물의 생리학적인 작용을 연구한다. 따라서 약동학은 신체가 약물에 미치는 효과(what the body does to the drug)를, 약력학은 약물이 신체에 미치는 효과(what the drug does to the body)에 관심을 둔다.

의 구조 분석이라는 강력한 품질관리 및 품질보장 수단이 없는 탓에 "임상시험에서 확인된 안전성과 유효성이 시제품에도 그대로 유지될까?"라는 의문에 마주하게 된다.

더욱이 바이오의약품은 합성의약품과 달리 유효성분을 '완전히' 분리할 수 없다. 단백질은 같은 유전자에서 비롯되어 같은 세포에서 만들어진다고 해도 조금씩 변이가 있다. 가장 대표적인 번역후변형 과정인 당질화_glycosylation_를 예로 들어보자. 동일한 아미노산 서열을 가지는 단백질도 한 세포 안에서 다양한 당질화 과정을 거친다. 이런 작은 차이까지 모두 잡아내 단백질을 분리하는 작업은 적어도 현재로서는 불가능하다. 따라서 바이오의약품은 단일한 유효성분으로 이루어진 의약품보다는 일종의 유효성분 '혼합물_mixture_'로 보는 게 타당하다.

결국 바이오의약품에서는 "동일한 의약품인가?"라는 질문의 뜻 자체가 달라진다. "합성의약품에서 의약품이 동일한가?"는 "같은 성분을 가지고 있는가?"의 의미지만, 바이오의약품에서는 단백질의 변이형이 비슷한 '비율'로 존재하느냐는 질문이 된다. 바이오의약품 자체가 일종의 혼합물이기 때문에 "혼합 비율이 유사한가?"라고 묻는 셈이다.

그러나 바이오의약품의 혼합 비율을 의약품의 순도_purity_와 헷갈려서는 안 된다. 순도가 높은 의약품에는 유효성분과 관계없는 부산물이 적게 들어 있다. 따라서 순도가 높은 의약품은 유

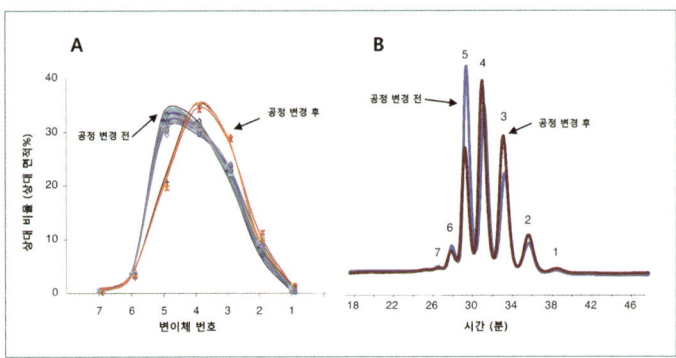

그림 3-1 바이오의약품의 분석 결과. 생산 공정을 바꾸기 전과 바꾼 후 단백질 '혼합' 비율이 달라진 사례를 보여준다. 이 단백질의약품 아라네습(Aranesp)은 번역후변형의 양상에 따라 일곱 가지 변이체를 가진다. A에 나타나듯 공정 변경 전후로 변이체가 차지하는 상대 비율이 다르며, B에서 보듯 공정 전후에 각 변이체별 함량이 달라지기도 한다. 따라서 생산 공정이 변화된 이후에 단백질의약품의 효과나 안전성이 달라질 수 있다. 당연히 공정 변화가 의약품 품질에 미칠 영향을 파악하기 위해서는 공정 변화 시점의 전후로 변이체 비율과 함량이 유사한지 따져야 한다. [출처: www.nature.com/articles/nbt.1839.]

효성분이 효율적으로 추출됐다는 의미다. 반면 바이오의약품이 일종의 '혼합물' 형태로 존재한다고 해서 바이오의약품에 불순물이 많은 것은 아니다. 단백질의 혼합 비율은 기본적으로 아미노산 서열이 같고 구조적으로 매우 유사한 단백질이 섞여 있는 정도를 말한다. 물론 당질화처럼 세부적인 분자 구조가 달라지면 바이오의약품의 안전성과 유효성이 변할 수 있지만, 동일한 단백질 변이체끼리는 아주 유사한 생리 기능을 지닌다.

공정이 곧 제품이다

바이오의약품은 최종 산물의 구조를 분석하기 어렵고, 더욱이 유효성분이 다양한 단백질 변이체로 이루어진다. 따라서 최종 산물을 대상으로 실시하는 '불충분한' 구조 분석만으로는 의약품이 일관되게 생산된다는 사실, 즉 바이오의약품의 품질을 보장할 수 없다. 그래서 제약회사는 완제품을 구조적으로 분석하는 대신에 공정이나 제조 과정을 엄격하게 통제함으로써 바이오의약품의 품질을 보장하려 한다. 단백질의 분자 구조를 품질의 보조적 증거로 사용하는 대신, 엄격한 통제하에서 생산된 단백질이라면 단백질의 구조나 변이체의 비율 역시 일정하게 유지됐으리라 가정하는 셈이다.

따라서 바이오의약품을 만드는 제약회사는 생산에 사용할 세포를 키우는 배양 조건, 예를 들어 배양탱크 내의 온도나 산성도, 영양 성분의 조성, 용존산소량, 심지어 배양탱크의 크기까지 엄격히 통제한다. 배양액 속 세포 수가 너무 많아지면 세포가 스트레스를 받기 때문에 배양 밀도나 기간도 통제의 대상이 된다. 뿐만 아니라 단백질은 구조적으로 불안정한 분자이므로 추출하거나 제형에 맞추어 제조하는 과정도 의약품의 효능을 바꿀 수 있다. 당연히 바이오의약품 회사는 임상시험에 사용한 의약품을 생산했을 때와 동일한 제조 공정을 이용해 완제품의 추출과 제형 작업을 수행해야 한다.

"공정(제조 과정)이 곧 제품이다"는 말은 바이오의약품 생산의 특성을 함축적으로 잘 표현한다. 바이오의약품은 생산 공정이 달라지면 최종 제품도 달라진다. 거꾸로 동일한 공정을 거쳐 생산된 바이오의약품은 동일한 제품으로 인정된다. 요컨대 바이오의약품 분야에서 동일한 의약품이란 동일한 공정, 즉 동일한 배양·정제·제형 조건에서 '키운' 의약품을 지칭한다.

바이오의약품 품질보장을 위한 총체적 접근

바이오의약품의 특징을 생각할 때 생산 공정을 적절히 통제하여 의약품의 품질을 유지하려는 시도는 적절해 보인다. 합성의약품에서는 최종 산물의 구조를 분석하여 의약품의 품질을 보장했다면, 구조 분석이 어려운 바이오의약품에서는 생산 공정을 통제함으로써 품질을 보장한다. 하지만 바이오의약품의 품질, 다시 말해 완제품의 안전성과 유효성을 단지 생산 공정의 통제에만 맡길 수는 없다. 공정이 일정하게 통제될수록 높은 품질의 의약품이 생산되겠지만, 공정을 아무리 철저히 모니터링한다고 해도 기준치를 벗어나는 순간은 있기 마련이다.

따라서 바이오의약품의 품질을 보장하기 위해서는 계속해서 최종 산물의 구조를 분석하고 생물학적·화학적 특성을 조사해야 한다. 구조적 분석에 더해 물리화학적 검사와 생물학적 검사, 특히 바이오의약품의 기대 효능을 입증할 수 있는 세포 기반의 실험 결과가 같아야 최종 제품이 이전에 생산된 물질과 동일하거나 유사한 물질임을 보장할 수 있다.

물론 전통적인 합성의약품에서도 제품의 품질을 보장하려면 모든 공정을 일정한 기준에 따라 진행해야 한다. 공정의 한 단계에서 발생한 예기치 않은 변화가 최종 제품의 안전성과 유효성에 영향을 미칠 수 있기 때문이다. 하지만 합성의약품은 구조 분석이라는 경계를 두고 생산 과정과 임상시험 단계가 비교적 분리되어 있다. 공정이 완벽히 통제되지 않았더라도 생산된 치료 물질이 구조적으로 동일하면 동일한 안전성과 유효성을 보이리라 기대할 수 있다.

반면 바이오의약품은 구조를 정확히 분석하는 데 한계가 있기 때문에 생산 공정과 임상시험 과정이 분리되지 않는다. 만일 바이오의약품의 생산 공정이 변했다면 최종 제품도 달라질 가능성이 높으며, 때에 따라 안전성과 유효성을 다시 확인하기 위해 새로운 임상시험 자료가 요구되기도 한다. 따라서 바이오의약품에 '총체적 접근totality of evidence'이 필요하다는 주장은, 생산 공정을 통제하는 조치만으로는 바이오의약품의 품질을 보장하기에 충분하지 않다는 한계를 전제로 하는 말이다.

결국 바이오의약품의 안전성, 유효성, 품질을 보장하려면 생산 공정을 통제하는 동시에 다양한 분석 자료를 종합적으로 검토해야 한다. 다시 말해 바이오의약품의 품질을 보장하기 위해서는 총체적 접근이 필요하다. 이처럼 의약품의 품질 개념이 다른 탓에 바이오의약품과 합성의약품의 규제 방식에는 많은 차이가 있다.

   요약해보자. 합성의약품과 달리 바이오의약품은 단백질로 이루어져 구조를 분석하기 어렵고 여러 변이체의 '혼합물'로 존재한다. 따라서 최종 산물의 구조를 분석하는 기존의 방식 대신 생산 공정을 통제함으로써 제품의 품질을 보장하고자 한다. 하지만 때때로 생산 공정에서 문제가 발생할 수 있기 때문에 물리화학적 검사나 생물학적 검사를 함께 수행하여 품질을 검사한다. 다음 장에서는 어떤 추가 검사가 필요한지 살펴보겠다.

4장 — 바이오의약품의 생산

바이오의약품의 효능과 안전성에 영향을 미치는 특성은 크게 세 가지로 나뉜다. ① 물리화학적 속성 ② 생물학적 활성 ③ 면역화학적 특성이다. 물리화학적 속성은 단백질의 아미노산 서열이나 당질화 양상과 같은 구조적 특성을, 생물학적 활성은 세포나 동물실험에서 관찰한 반응 특성이나 활성 정도를 말한다. 면역화학적 특성은 항원-항체 반응과 같은 면역반응 양상을 지칭한다.

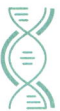

이 책에서 계속 강조했듯이 바이오의약품은 저분자화합물인 합성의약품보다 매우 '복잡'하다. 우리의 관심 대상인 협의의 바이오의약품은 주성분이 단백질로, 생명 유지에 필요한 다양한 기능을 직접 수행하거나 보조함으로써 질병을 치료한다. 바이오의약품을 만들려면 세포에 유전자를 삽입하고 배양한 뒤 단백질을 추출해야 한다. 이 과정은 화학합성과 달리 생명 현상을 활용하기 때문에 생산 공정을 통제하기가 훨씬 어렵다.

이번 장에서는 바이오의약품을 안전하고 일정하게 생산하려면 어떤 규제가 필요한지 알아보겠다. 바이오의약품의 허가와 사후 관리에 적용되는 복잡한 규제를 제대로 이해하려면 생명과학 지식이 필요하다고 앞에서 강조했는데, 바로 이번 장에서 바이오의약품의 품질 보증을 위한 규제 장치가 어떻게 생물학과 의학 지식을 기반으로 마련되었는지 살펴보자.

바이오의약품의 규격 설정

신약 개발은 의약품이 효과적이고 안전하며, 적절한 보관 조건에서 안정하다(변하지 않는다)는 사실을 입증하는 일이다. 제약회사는 또한 생산 배치batch가 달라도 의약품의 성상이 다르지 않다는 사실을 입증해야 한다.

의약품의 성상을 평가하는 기준 또는 지표의 목록, 분석법, 허용 범위를 통칭하여 규격specification이라고 부른다.[1] 아미노산 서열이나 당질화 양상처럼 바이오의약품의 효능과 안전성 및 안정성에 큰 영향을 미치는 특성이 규격에 포함된다. 분석 항목을 정했다면 항목별로 어느 수준의 변이체까지 의약품에 포함할지 정해야 한다. 더욱이 분석 방식에 따라 결과가 달라질 수 있기 때문에 구체적으로 어떠한 분석법을 왜 사용하는지 과학적 근거를 제시해야 한다. 다시 말해 의약품의 규격을 설정하려면 의약품 기능에 영향을 미치는 주요 특성을 찾아 분류하고, 각 특성별로 분석 방식과 허용 범위를 결정해야 한다. 따라서 규격을 정의하는 작업은 의약품의 기능과 특성을 폭 넓게 이해해야 하는 어려운 일이다. 그러나 일단 제대로 규격을 정의해놓으면 허가 이후에도 생산 과정이 적절하게 관리되고 있는지 파악하는 데 매우 유용하게 활용할 수 있다.

바이오의약품의 효능과 안전성에 영향을 미치는 특성은 크게 세 가지로 나뉜다. ① 물리화학적 속성physicochemical properties ② 생물학적 활성biological activities ③ 면역화학적 특성immunochemical properties이다. 물리화학적 속성은 단백질의 아미노산 서열이나 당질화 양상과 같은 구조적 특성을, 생물학적 활성은 세포나 동물실험에서 관찰한 반응 특성이나 활성 정도를 말한다. 면역화학적 특성은 항원-항체 반응과 같은 면역반응 양상을 지칭한다.

다만 위에서 열거한 세 가지 특성은 환자에게 투여하는 최종 의약품(완제의약품drug product, DP이라고도 한다)보다는 주로 단일 성분으로 이루어진 원료의약품drug substance, DS에 적용되는 성상 조건에 가깝다.* 그런데 단백질은 대부분 당이 붙는 번역후변형을 거쳐 다양한 변이체를 형성하고, 각 변이체의 효과나 안전성이 서로 다르기도 하다. 요컨대 바이오의약품은 유효성분을 단일 단백질 분자로 정하기 어려울 뿐 아니라, 생산 과정에서 만들어진

---

* 주로 단백질로 구성된 바이오의약품은 주사제 형태로 환자에게 투여된다. 따라서 단백질을 녹이는 적절한 용매가 필요하며, 원료의약품의 안정성을 높이기 위해 다양한 첨가제를 추가하기도 한다. 이처럼 원료의약품에서 확인된 품질을 유지하고 환자에게 투여하기에 적합한 형태로 적절히 가공한 의약품을 완제의약품이라고 한다. 완제의약품을 대상으로 실시하는 물리화학적 또는 생물학적 검사는 입자 분포도나 응집, 유동 특성처럼 의약품의 제제(formulation) 특징을 규정하는 검사가 주를 이룬다.

혼합물 형태가 치료 활성을 보인다. 따라서 바이오의약품의 규격을 정할 때 이러한 특수성이 충분히 반영되어야 한다.

바이오의약품의 순도, 불순물, 오염물

바이오의약품을 생산할 때 재조합 유전자를 발현하는 세포 내의 부산물도 함께 추출할 우려가 있다. 따라서 바이오의약품의 규격을 제대로 정하려면 위에서 설명한 특성 외에도 바이오의약품의 순도, 불순물, 오염물의 조건을 함께 규정해야 한다.

'순도purity'는 바이오의약품에 포함된 전체 물질 중에서 실제로 치료 활성이 있는 유효성분이 얼마나 많은지 나타내는 지표다. 한편 원래 의도하지는 않았으나 최종 산물 및 생산 과정의 특성상 포함되는 부산물 또는 부산물의 함량을 '불순물impurities'이라고 부른다. 일반적으로 불순물은 기술의 한계나 생산 공정의 특수성 때문에 어쩔 수 없이 최종의약품에 포함된다. 예를 들어 치료 효과를 기대하고 숙주세포 단백질host cell proteins을 추출하진 않지만, 생산 방식과 추출 기술의 한계 때문에 최종 바이오의약품에서 숙주세포 단백질을 완전히 제거하기는 어렵다. 따라서 숙주세포 단백질은 불순물에 해당한다.

어떤 물질이 유효성분(치료 물질)인지 아니면 불순물인지 결정하려면 해당 물질과 유효성분의 효과와 안전성이 비슷한지

comparable 판단해야 한다. 예를 들어 숙주세포 단백질은 단백질 합성에 사용한 세포가 생산한 또 다른 단백질이다. 그러나 전술한 대로 숙주세포 단백질은 의약품 개발자가 의도한 치료 효과를 보이지 않는다. 따라서 숙주세포 단백질은 순도를 계산할 때 유효성분으로 간주되지 않는다.

반면 번역후변형을 거쳐 당질화 양상이 약간 달라진 단백질은 기본적으로 유효성분과 구조가 거의 동일하고 치료 효과도 유사하기 때문에 순도 계산에 포함한다. 이러한 물질을 제품-관련 물질product-related substance이라고 부른다. 그러나 면역반응을 유발하거나 응집체aggregates를 형성하는 경우처럼 효과와 안전성에 변화를 초래하는 단백질 변이체는 불순물로 분류한다.

'오염물contaminants'은 바이오의약품에 포함되지 말아야 하는 물질이며, 엄격한 공정 관리를 통해 제거해야 하는 대상이다. 예를 들어 박테리아나 바이러스는 무균 공정이 적절히 적용되면 최종 산물에서 충분히 배제할 수 있는 오염물이므로 최종 바이오의약품에 남아 있어선 안 된다. 오염물은 의약품에 포함되지 않도록 엄격히 규제하거나 검출한계 미만으로 매우 낮은 양만 허용한다. 반면 불순물은 임상적으로 큰 영향을 미치지 않는 선에서 종류별로 상한선 이하의 양을 허용한다.

제품-관련 물질과 번역후변형

가장 대표적인 제품-관련 물질은 다양한 번역후변형을 거친 단백질 변이체다. 동일한 바이오의약품 내에도 서로 다른 당질화 양상을 보이는 단백질이 섞여 있고, 인산이나 지방산 성분도 번역후변형을 통해 단백질에 부착된다. 그렇다면 번역후변형은 단백질의 치료 효과를 어떻게, 또 얼마나 변화시킬까?

다양한 종류의 분자가 단백질에 부착되면 단백질의 수송과 안정성, 분해 기능이 달라진다. 아미노산이 사슬 형태로 결합한 단백질 분자는 사슬이 꼬이고 접히면서 다양한 구조를 형성하는데, 여기에 번역후변형을 거쳐 아미노산 사슬에 일종의 곁가지가 부착되면 단백질의 구조가 더욱 유연해진다. 뿐만 아니라 곁가지에 붙은 분자는 전하를 띠거나 화학적 에너지를 이용해 다른 단백질 분자와 결합하거나 상호작용을 촉진하기도 한다. 따라서 다양한 번역후변형을 통해 단백질의 변이체 사이에 약동학적 또는 약력학적 다양성이 발생하게 된다.

단백질에 당사슬sugar chain이 붙는 작용인 당질화는 바이오의약품을 개발하고 허가하는 과정에서 중요하게 다루는 번역후변형이다. 많은 사람에게 익숙한 ABO 혈액형도 사실은 적혈구 표면의 단백질에 붙은 당사슬의 종류에 따른 구분법이다. 단백질에 붙은 당사슬은 매우 다양한 기능을 수행한다. 당사슬은 특정 세포를 인지하게 해주는 표식으로 작용하기도 하고 세포가 서로 결합할 수 있게 보조하기도 한다. 또한 항체 단백질에 부착되어 항체와 면역세포 간 상호작용에 핵심적인 역할을 한다. 거꾸로 일부 박테리아는 항체에 부착된 당사슬을 절단함으로써 면역반응을 저해하는 전략을 사용하기도 한다. 현재 시장에서 판매되는 바이오의약품 중 항체의약품이 1/3 이상이며 총판매량은 절반에 달한다는 사실을 고려하면, 당질화 조절과 특성 분석이 바이오의약품 분야에서 얼마나 중요한 문제인지 가늠해볼 수 있다.

당질화 양상은 단백질의 생산 조건에 따라 민감하게 변화한다. 심지어 동일한 공장에서 동일한 공정을 거친 배양탱크 사이에서도 차이가 날 수 있다. 예를 들어 임파구억제제인 리툭시맙Rituximab을 개발한 바이오젠은 생산 공정을 변경했는데, 그 결과로 이전에 발견되지 않던 당질화 패턴이 생겨났고 약물의 생물학적 활성도 변화했음이 확인되었다.[2]

이렇듯 공정이 달라지면 단백질의 당질화 양상이 바뀌고, 결국 바이오의약품의 치료 효과나 안전성에 차이를 가져오기도 한다. 따라서 바이오의약품의 레이블에는 생산 시설 정보뿐 아니라 생산에 사용한 탱크 번호를 함께 기입해야 한다. 또한 공정에 중요한 변화가 초래됐다면 규제기관은 추가적인 임상시험을 통해 바이오의약품의 치료 효과나 안전성이 변하지 않았음을 입증하라고 제약기업에 요구할 수도 있다.

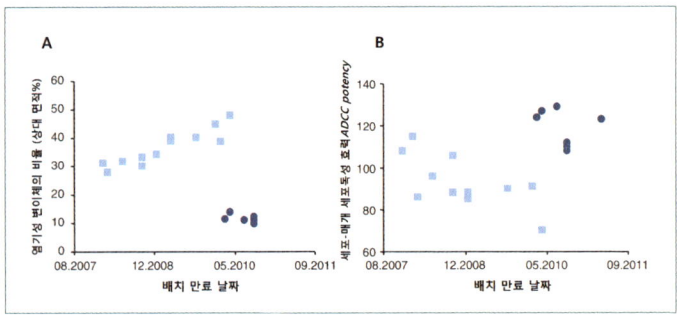

그림 4-1 생산 공정 변화 전후의 리툭시맙 당질화 양상. A는 2010년 5월을 전후로 바뀐 공정에 의해 리툭시맙의 염기성 변이체 비율이 바뀌었음을 보여준다. 이러한 당질화 양상의 차이는 리툭시맙의 ADCC 효력까지 변화시켰다. ADCC가 리툭시맙의 주요한 치료 기전이라는 점에서 공정 변화가 바이오의약품의 효능에 영향을 끼친 사례로 볼 수 있다. [출처: Schiestl M, Stangler T, Torella C, Čepeljnik T, Toll H, Grau R. "Acceptable changes in quality attributes of glycosylated biopharmaceuticals". *Nature BioTechnology* 2011;29(4):310.]

공정-관련 불순물과 제품-관련 불순물

다양한 당질화 패턴의 단백질 변이체가 최적의 임상 효과를 나타내지 않을 수는 있지만, 여전히 이들 단백질 변이체는 치료 효능과 안전성 측면에서 원래 의도했던 바이오의약품과 유사하거나 비견될 만하다. 따라서 단백질 변이체는 '제품-관련 성분'으로 불리며 바이오의약품의 순도를 계산하는 데 포함된다. 그러나 단백질을 생산하는 세포에서 유래한 단백질(숙주세포 단백질이 여기에 속한다)이나 치료 단백질이 여럿 뭉쳐서 만들어진 응집체는 의도한 효능, 안전성 및 안정성을 위협한다. 의도하지는 않았으나 공정이나 제품의 특성상 발생할 가능성이 있으므로 숙주세포 단백질이나 응집체는 불순물로 분류한다.

불순물은 다시 공정-관련 불순물process-related impurities과 제품-관련 불순물product-related impurities로 나뉜다. 공정-관련 불순물은 말 그대로 공정의 특성상 발생하리라 예상되거나, 공정이 변화함에 따라 조성 혹은 함량이 변화하는 불순물을 의미한다. 제품-관련 불순물은 제품의 특성상 발생하리라 예상되거나, 제품에 따라 조성 혹은 함량이 변화하는 불순물을 의미한다.

정의 자체는 명료하지만 제품의 특성에 따라 제조 공정도 변하기 때문에 둘을 구분하기란 쉽지 않다. 예를 들어 생산하려는 단백질의 종류가 달라지면 세포의 종류나 배양 조건도 달라져야 하는데 이때 제품-관련 불순물과 공정-관련 불순물을 명확하게 나누기란 어렵다. 따라서 보통 제품-관련 불순물은 치료 단백질과 물리화학적으로 유사하지만 상이한 임상 효과를 보이는 물질로 규정된다. 응집체나 단백질 합성 과정 중에 함께 만들어지는 중간체intermediates가 제품-관련 불순물의 대표적인 예다.

공정-관련 불순물에는 숙주세포 단백질과 세포배양액이 있다. 특히 숙주세포 단백질은 대표적인 공정-관련 불순물로 치료 단백질을 제외한 세포에서 생산된 기타 단백질을 의미한다.[3] 숙주세포 단백질이 주된 공정-관련 불순물로 꼽히는 이유는 크게 두 가지다. 첫째, 단백질 추출 과정에서 숙주세포 단백질을 분리해내기가 쉽지 않으며 둘째, 인간 이외의 종에서 만들어진 단백질이라 체내에서 면역반응을 일으킬 가능성이 높다.

현재 재조합 단백질을 만드는 데 사용하는 세포는 대장균이나 효모, 햄스터 세포가 주를 이룬다. 따라서 치료 단백질과 함께 만들어지는 숙주세포 단백질은 모두 비-인간종에서 유래한 단백질이다. 면역체계는 기본적으로 자기/비자기 self/non-self를 기준으로 공격 대상을 설정한다(BOX 3 참고). 따라서 숙주세포 단백질은 인체 내에서 비자기로 인식되며 인체로 흡수되면 항체를 형성하거나 염증 반응을 일으킬 확률이 높다. 물론 포유류 세포를 세포주로 사용한다면 사람과의 유사도가 높아 면역반응이 일어나지 않기도 한다. 하지만 면역체계는 인체에서 유래한 단백질에도 항원-항체 반응을 일으킬 정도로 비자기 분자를 민감하게 인식하므로 숙주세포 단백질을 대상으로 면역학적 검사를 실시해야 한다.

숙주세포 단백질을 둘러싼 또 다른 쟁점은 숙주세포 단백질을 구성하는 단백질이 무엇인지 정확히 알기 어렵다는 사실이다. 세포에서 발현되는 단백질은 매우 다양하며 세포의 배양 조건에 따라 조성이 달라지기도 한다. 또한 치료 단백질을 추출하는 방식에 따라 완제의약품에 남게 되는 숙주세포 단백질의 종류가 달라진다. 그리고 치료 단백질과 유사한 물리화학적 특성을 보이는 단백질은 분리-정제 과정에서 걸러지지 않고 최종 산물에 포함될 확률이 높다. 이처럼 숙주세포 단백질을 분석하고 분리하는 과정이 까다로워서 발현 세포의 종류와 단백질 정제 방식이 변함에 따라 실시간으로 제품 분석이 이루어져야 한다.

결국 바이오의약품 생산 경험이 풍부한 제약기업(대개는 대형 바이오제약기업)은 숙주세포 단백질을 분석하고 결과를 평가하는 기준이나 조건을 자체적으로 정립한다. 이들 바이오제약기업은 바이오의약품을 생산하고 허가받은 경험에 근거해 세포 종류에 따라 어떠한 숙주세포 단백질이 만들어지는지, 특히 바이오의약품의 안전성 측면에서 반드시 제거하거나 제한적으로만 허용해야 할 세포-유래 단백질이 무엇인지 파악한다. 따라서 규제기관은 바이오제약기업이 자체적으로 마련한 숙주세포 단백질의 평가 지표를 기반으로 바이오의약품의 안전성이 확보됐다는 증거가 있는지 따지게 된다.

최근 유전체학genomics, 단백질체학proteomics, 생물정보학bioinformatics과 같은 시스템 생물학이 발전하면서 숙주세포 단백질을 더욱 과학적으로 분석할 수 있게 됐다. 예를 들어 2차원 겔 전기영동 기술이 개량돼 재현성이 높은 숙주세포 단백질 프로파일을 얻게 됐으며, 치료 단백질과 유사한 특성으로 인해 잘 분리되지 않던 단백질을 생산하도록 지시하는 유전자를 아예 생체에서 제거knock-out하는 기술도 개발됐다. 또한 숙주세포 단백질 중 특히 인체 내 단백질과 구조와 특성이 유사해 심각한 유해반응을 유발할 우려가 있는 단백질을 생물정보학 분석으로 추려내기도 한다.

BOX. 2

바이오의약품의 품질 평가에 활용되는 단백질 분석 기술

1. 단백질 겔 전기영동

겔 전기영동gel electrophoresis은 분자생물학에서 가장 보편적으로 사용되는 실험 기술 중 하나다. 겔 전기영동은 DNA나 단백질이 전하를 지니고 있다는 특성을 이용해 전압을 걸어 겔(한천) 속에 섞여 있는 DNA나 단백질을 분리하는 기법이다. 겔은 다당류의 일종으로 그물 구조를 형성하기 때문에 크기가 큰 DNA나 단백질 분자일수록 느리게 이동하는 경향이 있다. 다만 단백질은 동일한 서열인 경우에도 다양한 접힘 구조를 보이거나 전하를 띨 수 있다. 따라서 특별히 산성을 띠는 도데실황산나트륨sodium dodecyl sulfate, SDS 용액 속에서 접힘 구조를 해체하고 음전하로 전하를 통일한 다음, 겔 전기영동을 거치게 된다. 우리는 이를 도데실황산나트륨 용액을 사용한 전기영동이라는 의미에서 SDS-PAGEsodium dodecyl sulfate-polyacrylamide gel electrophoresis라고 부른다. SDS-PAGE를 활용하면 단백질을 크기별로 분류할 수 있다.

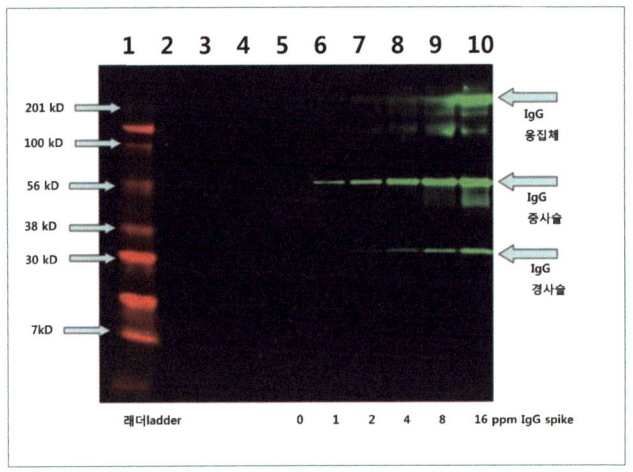

그림 4-2 항체의약품의 웨스턴 블롯 분석 결과. 왼쪽의 빨간색 띠는 래더라고 부르는 단백질 혼합물을 전기영동한 결과다. 크기가 작은 단백질일수록 멀리 이동했음을 알 수 있다. 웨스턴 블롯을 수행하려면 먼저 SDS-PAGE를 이용해 크기별로 단백질을 분류해야 한다. 이후 항원-항체 반응을 이용하면 우리가 관심을 가지는 특정 단백질이 얼마나 발현됐는지 확인할 수 있다. [출처: Wang X. Hunter AK. Mozier NM. "Host cell proteins in biologics development: Identification, quantitation and risk assessment". *Biotechnology and bioengineering* 2019;103(3):446-458.]

2. 크로마토그래피

분자의 물리화학적 특성에 따라 고정상stationary phase과 이동상mobile phase과의 결합력이 다르다는 사실을 이용한 혼합물 분리 기법이다. 크로마토그래피chromatography에서는 혼합물을 이동상에 녹이거나 기체 형태로 분사한 뒤 고정상을 통과하게 한다. 그러면 혼합물에 섞인 여러 물질들이 그 특성에 따라 이

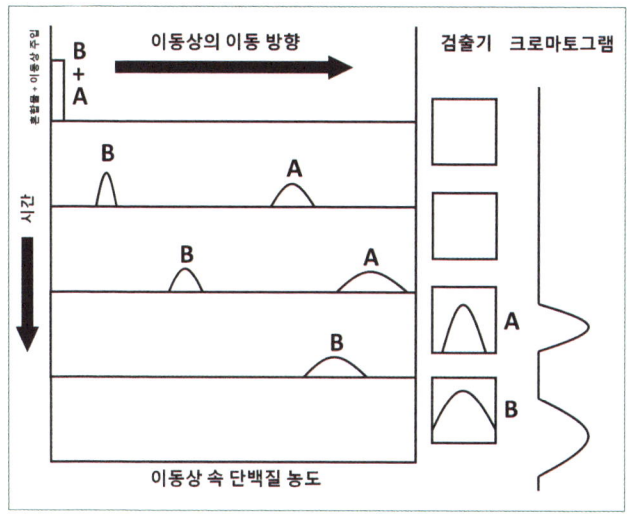

그림 4-3 크로마토그래피-검출기의 분석 방식. 많은 경우 크로마토그래피는 검출기와 연결하여 사용한다. 분석을 위해서는 먼저 고정상으로 코팅이 된 관(column)에 이동상을 흘리는 동시에 시료를 주입한다. 그러면 시료 속에 섞여 있는 각기 다른 물질은 고정상과 이동상의 친화력 차이에 따라 점차 분리된다. 시간이 지나면 관 속에서 물질이 확산하기 때문에 관을 통과하는 시간이 길수록 피크(peak)는 더 넓고 낮아진다. 관 끝에 연결된 검출기에서는 물질별로 각기 다른 시간에 피크가 관찰된다. [출처: McNair HM, Miller JM, Snow NH. *Basic gas chromatography*. John Wiley & Sons. 2019.]

동상이나 고정상에 더 잘 녹거나 붙기 때문에 이동하는 속도가 달라진다. 이동 속도의 차이에 따라 점차 물질들이 분리되고 차례로 고정상을 거쳐 나오는 물질을 분석함으로써 혼합물에 어떠한 물질이 섞여 있는지 분석한다. 크로마토그래피는 고정상-이동상의 특성이나 이동 방식에 따라 나뉘며 단백질을 분리할 때 고성능액체크로마토그래피high performance liquid chromatography, HPLC, 양이온교환크로마토그래피cation exchange chromatography, CEX, 친화크로마토그래피affinity chromatography, AC를 주로 사용한다. 분리된 물질의 구조를 탐색하기 위해 질량분석기mass spectroscopy, MS를 크로마토그래피에 부착하여 사용하기도 한다. 예를 들어 LC-MS는 액체 크로마토그래피LC와 질량분석기MS를 붙여서 분리와 구조 규명을 할 수 있는 분석 시스템을 의미한다.

3. ELISA와 웨스턴 블롯

효소면역정량법enzyme-linked immunosorbent assay(이하 ELISA)과 웨스턴 블롯은 면역반응을 이용하는 대표적인 단백질 분석 기술이다. ELISA는 판plate에 단백질과 반응하는 항체를 고정시킨 뒤 항원-항체 결합을 이용해 혼합물 내 특정 단백질의 함량을 측정하는 기술이다. 웨스턴 블롯은 단백질 전기영동을 수행한 단백질 혼합물의 항원-항체 반응을 관찰함으로써 특정 단백질의 존재 유무를 확인하는 분석법이다.

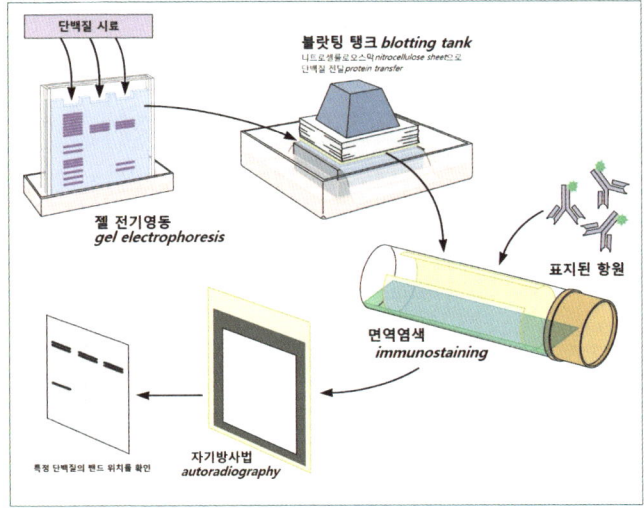

그림 4-4 웨스턴 블롯의 실험 원리. 웨스턴 블롯은 특정한 단백질의 발현량이나 존재 유무를 알기 위해 사용하는 분석 기술이다. 먼저 젤 전기영동으로 단백질 밴드를 분리해내면 항원-항체 반응을 이용해 특정한 단백질의 밴드를 찾아낸다. 젤 속에 단백질 밴드가 갇혀 있으면 항원-항체 반응이 효과적으로 일어나지 않아서 블로팅 탱크를 활용해 얇은 나일론 막으로 단백질을 전달한다. 대개는 단백질에 1차 항체를 붙이고, 다시 1차 항체에 결합하는 2차 항체를 처리하여 단백질 밴드를 눈으로 확인한다. [출처: www.avivasysbio.com/protocols-procedures/elisa.]

바이오의약품의 안정성 확보

치료 단백질에 포함된 낮은 농도의 불순물까지 제거하면 바이오의약품의 안정성과 효과를 보장할 수 있을까? 아직은 그렇지 못하다. 물론 치료 단백질을 높은 순도로 추출하는 일은 매우 까다로우며, 바이오의약품을 허가받으려면 반드시 선결해야 할 과정이다. 그러나 환자에게 투여할 바이오의약품이 임상시험에서 사용한 바이오의약품이나 공장에서 이제 막 생산된 바이오의약품과 다르다면 임상시험과 의약품 분석을 위해 설정한 규격이 무의미해진다. 특히 바이오의약품은 단백질이기 때문에 사소한 온도의 변화나 산성도 변화에도 변성이 초래될 수 있다. 따라서 높은 순도로 의약품을 생산하더라도 최종적인 제형 dosage form이 불안정하거나 보관 과정에서 변성이 일어난다면 이전까지의 노력이 수포로 돌아간다.* 결국 완제의약품의 안정성 확보는 생산 공정 심사와 임상시험을 통과한 바이오의약품이 시장에 진출하기 위해 넘어야 할 최종 장벽인 셈이다.

---

* 생체 내에서 의도한 치료 효과를 낼 수 있도록 투여하기에 적절한 형태로 가공된 최종의약품의 물리-화학적 형태를 제형이라고 부른다. 정제(tablet)와 캡슐(capsule)은 먹는 의약품의 대표적 제형이다. 주사제에도 다양한 제형이 있는데 용액이나 투여 현장에서 쉽게 용액으로 만들 수 있는 동결건조화(lyophilized) 형태가 대표적이다. 제형으로 최종의약품을 가공하는 과정이 제제화 공정(formulation)이다. 제형을 결정할 때는 투여 편리성, 약물의 약동학적 특성, 작용 부위를 고려해야 한다. 바이오의약품은 대부분 단백질제제이기 때문에 경구로 투여하면 위에서 분해돼 치료 활성을 잃는다. 따라서 생물학적제제는 거의 대부분 주사제로 만든다.

각 나라의 규제기관은 '장기간에 걸친', '실제적 조건'의 안정성 검사를 제출하도록 요구한다.[4] 이때 '실제적 조건'이란 환자에게 투여될 완제의약품이 실제 유통-보관되는 조건을 의미한다. 예를 들어 허가 이전의 임상시험에 사용하는 바이오의약품은 대개 소규모로 파일럿 플랜트_{pilot plant}에서 생산되지만, 제품이 허가된 이후에는 대규모_{upscale}로 수행한 공정에서 생산된 의약품을 대상으로 안정성 검사를 실시해야 한다. 또한 안정성을 검사할 때는 바이오의약품을 담는 용기의 재질이나 마개_{stopper}도 시판 조건과 유사해야 한다. 어떤 경우에는 가혹 조건에서 안정성을 평가하는 소위 가속검사_{accelerated testing}를 수행하기도 한다. 가혹 조건은 바이오의약품의 안정성을 위협하는 이상 범위의 온도(예를 들어 냉장 보관해야 하는 바이오의약품을 실온에 방치), 습도, 산성도 조건을 의미한다.

대표적인 바이오의약품의 안정성 문제로는 고농도에서 치료 단백질이 뭉치면서 치료 활성을 잃게 만들거나 최종 제품의 안정성을 위협하는 응집체 발생이 있다. 단백질 응집체는 같은 종류의 단백질이 고농도로 존재할 때 서로 얽히거나 겹침으로써 정상적인 접힘 구조를 잃어버리는 현상을 말한다. 이때 단백질은 생물학적 활성을 잃기도 하고 서로 뭉쳐져 크기가 커지면서 약동학이나 약력학 특성이 달라지기도 한다. 뿐만 아니라 응집체에서 흔하게 발견되는 반복적인 분자 구조는 세균의 외

벽으로 인체가 인식해 강력한 면역반응을 유발하기도 한다.[5] 대개 응집체는 단백질의 이미노산 서열이 바뀌거나 단백질접힘 조절이 정상적으로 이루어지지 않아 발생하지만, 제제 공정에서 산성도가 변하거나 단백질이 공기와 물 접촉면에 노출되는 경우에도 응집체가 형성될 위험이 커진다.

바이오의약품의 면역원성

면역원성immunogenicity은 약물을 투여한 이후 체내에서 다양한 면역반응을 일으키는 특성을 말한다. 어떤 바이오의약품도 면역원성 문제를 피할 수 없다. 바이오의약품이 본격적으로 개발되기 시작하던 1980년대와 1990년대 초에는 면역원성 문제가 심각했다. 초기 바이오의약품(재조합 단백질)이 인체에서 유래되지 않은 물질이었기 때문이다.

물론 바이오의약품의 개발 초기에도 재조합 DNA 서열은 인체에서 유래했다. 하지만 이를 발현하는 대장균이나 효모, 햄스터 세포에서 단백질이 번역되는 과정은 사람과 다르다. 단백질 합성은 아미노산을 순서대로 연결하는 과정뿐만 아니라, 번역후변형을 통해 곁가지를 형성하거나 샤페론chaperon과 같은 보조 단백질의 도움을 통해 적절히 접히는 과정을 포괄한다. 그런데 대장균과 효모는 번역후변형이나 단백질접힘 과정이 인간 세포와 크게 다르며, 결국 단백질의 구조적 차이 때문에 인체에서 면역반응을 일으키게 된다.

1990년대 이후 단백질제제의 인간화humanization, 즉 단백질제제의 아미노산 서열은 물론 번역후변형, 단백질접힘 과정을 인체 내의 단백질 생산과 매우 유사하게 만드는 기술이 빠르게 발전하면서 바이오의약품의 면역원성 문제가 상당 부분 해소됐다. 예를 들어 사람과 유사한 번역후변형과 단백질접힘을 보이는 DNA를 대장균이나 효모에 삽입해, 보다 '인간적인' 단백질을 만드는 세포주를 확보했다. 발현 체제의 인간화는 단세포 생물뿐만 아니라 다세포 생물에서도 이루어졌다. 특히 면역체계를 인간과 유사하게 바꾼 쥐를 만들면서 '인간적인' 항체를 생산하는 쥐 세포를 확보했다. 이러한 기술의 발전에 따라 면역원성 문제를 상당 부분 해소한 단일클론항체의약품은 점차 블록버스터 의약품으로 성장했다.

그렇다면 면역원성이 체내에서 어떤 문제를 유발하기에 이토록 면역반응을 없애기 위해 많은 노력을 해왔을까? 의약품이 면역반응을 초래하면 체내에서는 의약품과 결합하거나 의도하지 않은 생물학적 반응을 일으키는, 소위 항약물항체anti-drug antibody, ADA가 만들어진다. 다른 항체처럼 항약물항체도 자신의 항원인 바이오의약품을 빠르게 체내에서 제거하거나 활성을 떨어뜨린다. 따라서 항약물항체가 만들어지면 일반적으로 바이오의약품의 활성이 낮아지고 체내에서 잔류하는 시간이 줄어든다.* 바이오의약품과 항약물항체가 결합하면 항원-항체 복합체를 형성하기도 하는데, 항원-항체 복합체는 그물 구조로 복잡하게 연결되기 때문에 단일한 항원이나 항체보다 훨씬 크다. 항원-항체복합체는 혈액 내에서 침전될 가능성이 크고 면역세포를 더 쉽게 제거하므로 결과적으로 바이오의약품의 치료 효과가 낮아진다.

바이오의약품의 면역원성으로 인해 발생하는 가장 심각한 유해반응 중 하나는 항약물항체가 체내에 이미 존재하는 내인성 단백질endogenous protein을 억제하는 경우다. 다시 말해 질병을 치료하기 위해 투여한 바이오의약품이 항약물항체를 형성하고 이 항약물항체가 바이오의약품과 유사한 구조의 체내 단백질에 결합해 정상적인 작용을 방해함으로써 대상 질병을 악화시킬 수 있다.

또한 항약물항체는 약물의 약동학, 즉 체내에서의 약물에 대한 흡수, 대사, 분포, 배출 양상을 바꾸기도 한다. 따라서 임상시험 과정에서 항약물항체가 만들어지는지, 항약물항체가 형성되면서 혈중약물농도는 어떻게 변화하는지, 만일 약물과 반

---

* 어떤 항약물항체는 오히려 바이오의약품의 체내 잔류 시간을 늘이거나 효과를 증진하기도 한다.

응하는 항체가 체내에 이미 존재한다면 약물에 의해 유도된 항약물항체와 기능적 차이는 없는지 등을 면밀히 확인해야 한다.

항약물항체가 야기한 면역반응은 전임상 단계에서 바이오의약품의 독성을 평가하기 어렵게 만들기도 한다. 독성시험은 고농도, 반복 투여, 장기간 투여가 원칙이므로 동물을 대상으로 실시한다. 하지만 항약물항체의 발현 양상과 이차적인 면역반응의 양상은 동물과 사람에서 다르게 나타날 가능성이 높다. 더욱이 항약물항체의 발생 유무에 따라 의약품의 체내 분포가 크게 변할 수 있기 때문에 항약물항체가 자주 발생하는 생물학적 의약품에서는 동물에서 확보한 전임상 독성시험 결과를 신뢰하기가 더욱 어려워진다. 따라서 바이오의약품의 독성을 평가할 때는 동물과 사람의 면역반응 양상이 어떻게 다르며, 면역반응의 차이가 독성 자료를 해석하는 데 어떠한 영향을 미칠지 추가로 고려해야 한다.

5장

항체의약품과 백신

사람을 비롯한 모든 생명체는 생물학적 기능을 증진하거나 억누르면서 적정 수준의 생물학적 활성을 유지하는 시스템을 개발했고, 생물학에서는 이러한 항상성 유지 방식을 길항 작용이라 부른다. 질병은 특정한 단백질 분자의 수나 활성 수준이 낮아서 발생할 수도 있지만, 길항 작용이 일어나지 않아 발생할 수도 있다. 이때 항체의약품은 체내 활성 인자의 작용을 방해하는 길항제로서 질병을 유발하는 각종 신호 경로를 차단한다. 따라서 특정 질병의 원인이나 예후 인자를 분자적 수준에서 규명할 수 있으면, 표적 분자를 억제하는 항체의약품을 개발함으로써 치료에 활용할 가능성이 생긴다.

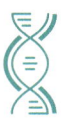

앞서 우리는 주요 치료 성분이 단백질인 바이오의약품을 개발하려면 어떤 기술과 생산 조건이 필요한지 살펴보았다. 사실 바이오의약품을 '단백질이 주성분인 의약품'이라 말해도 큰 문제는 없다. 현재 제약 시장을 주도하는 바이오의약품 대부분은 여전히 항체의약품으로 대표되는 단백질 성분의 의약품이기 때문이다.

하지만 최근 국내외 규제기관에서 유전자치료제와 세포치료제를 허가하면서 새로운 형태의 바이오의약품을 개발하려는 시도가 늘고 있다. 따라서 바이오의약품 시장의 구도를 파악하고 미래의 발전 방향 및 가능성을 예측하려면 현재 개발 중인 바이오의약품의 종류가 얼마나 다양한지 이해하는 게 좋다.

이번 장과 다음 장에서는 여러 종류의 바이오의약품을 살펴보겠다. 먼저 이번 장에서는 단일클론항체의약품과 백신이 구체적으로 어떤 의약품인지, 어떠한 개발 과정을 거쳐 허가를 받는지 알아보려 한다. 현재 블록버스터 바이오의약품의 상당수는 단일클론항체의약품으로 1980년대 처음 개발된 이래 꾸준히 치료 영역을 넓혀온 의약품군이다. 한편 백신은 생명공학이 크게 발전하기 이전부터 사용됐으며, 세균이나 바이러스와 같은 생물학적 원천에서 비롯되었기 때문에 넓은 의미에서 바이오의약품으로 분류된다. 최근에는 백신 개발에 생명공학기술을 활발하게 적용함으로써 백신 역시 좁은 의미의 바이오의약품 정의에 점차 가까워지는 추세다.

단일클론항체의약품

단백질이 주성분인 바이오의약품은 크게 수용체조절의약품 receptor modulator, 효소조절의약품 enzyme modulator, 단일클론항체의약품 monoclonal antibody의 세 종류로 나뉜다.[1] 수용체조절의약품은 체내 신호 단백질 signaling protein이거나 목적에 따라 신호 단백질을 변형한 의약품을 가리킨다. 대표적인 수용체조절의약품에는 당뇨병 치료제인 인슐린과 빈혈치료제인 에리트로포이에틴 erythropoietin*이 있다.

효소조절의약품은 체내 효소 활성이 비정상적으로 높거나 낮아서 발생한 질병을 치료하기 위해 투여한다. 효소조절의약품은 효소 기능을 증진하는 효소유도자enzyme inducer와 효소 기능을 낮추는 효소억제자enzyme inhibitor로 나뉜다. 효과적인 고셔병치료제인 이미글루세라제Imiglucerase가 대표적인 효소조절의약품이다.

항체의약품은 세포 밖에서 신호 분자나 수용체에 결합하여 질병을 치료하는 단백질의약품이다. 항체는 특이성이 높아 특정 항원에만 결합하지만, 특정한 항원에 여러 종류의 항체가 결합할 수도 있다(BOX 3 참고). 항원에 결합하는 부위에 따라 하나의 항원에도 다수의 항체가 결합할 수 있고, 이때 생성된 항체의 종류나 결합 부위에 따라 치료 효능이 다를 수 있다.

하지만 여러 종류의 항체가 섞인 의약품은 일정한 효능을 예측하거나 보장하기 어렵다. 따라서 실험 개체에서 항체를 추출하는 방식으로는 양질의 항체의약품을 만들기가 쉽지 않다. 대신 효능과 안전성 예측이 가능한 항체의약품을 개발하려면 항원의 특정 부위에만 결합하는 단일항체를 추출해야 한다. 1장에서 소개한 면역세포와 암세포를 융합하는 하이브리도마 기

---

* 에리트로포이에틴은 신장에서 합성되는 당단백질 호르몬으로 골수에 작용하여 적혈구 생성을 촉진한다. 만성 빈혈을 치료하는 데 사용되며 항암 치료 때문에 빈혈이 발생한 암환자에게 투여하기도 한다. 1989년 암젠사에서 에포젠(Epogen)을 개발하였으며, 같은 회사에서 2001년에 2세대 빈혈치료제인 아라네스프(Aranesp)를 개발하였다.

술을 이용하면 비로소 단일 성분의 항체를 얻을 수 있다(BOX 1 참고).

BOX. 3

항체의 구조와 생물학적 역할

특정 분자를 선택적으로 제거하거나 비활성하기 위해 B세포 또는 B임파구_B lymphocyte_가 생산하는 당단백질을 '항체'라고 부른다. 항체는 외부에서 침입한 항원을 제거하거나 항원의 생물학적 활성을 저해한다. 여기서 항원은 혈액 내의 바이러스가 될 수도 있고 박테리아 표면의 표지 분자가 될 수도 있다. 때로는 암세포도 항체의 표적이 된다.

  항체는 그림 5-1처럼 Y자 모양으로 생겼는데, 두 개의 중사슬_heavy chain_과 두 개의 경사슬_light chain_로 구성된다. 또한 각 중사슬과 경사슬은 가변 부위_variable region_와 불변 부위_constant region_로 나뉘며 가변 부위가 항원과 결합한다.

  항체가 효과적으로 면역반응을 일으키려면 가능한 선택적이면서도 단단하게 항원에 결합해야 한다. 항체가 항원에 강하게 결합할수록 항원 분자를 효과적으로 제거한다. 그러나 만일 항체가 체내의 내인성 물질을 항원으로 '잘못' 인식해 결합한다면, 정상적인 생리 기능을 교란해 심각한 문제를 일으킬 수 있다. 류마티스관절염이나 크론병_Crohn's disease_과 같은 자가면역질환은 면역체계가 자기self 분자를 소위 남foreign으로 인식하면 어떠한 일이 벌어지는지 잘 보여준다. 따라서 항체는 항원과 충분한 결합력binding affinity을 가지면서도 비자기non-self 분자만을 선택적으로 인식할 때 치료 효능을 지니게 된다.

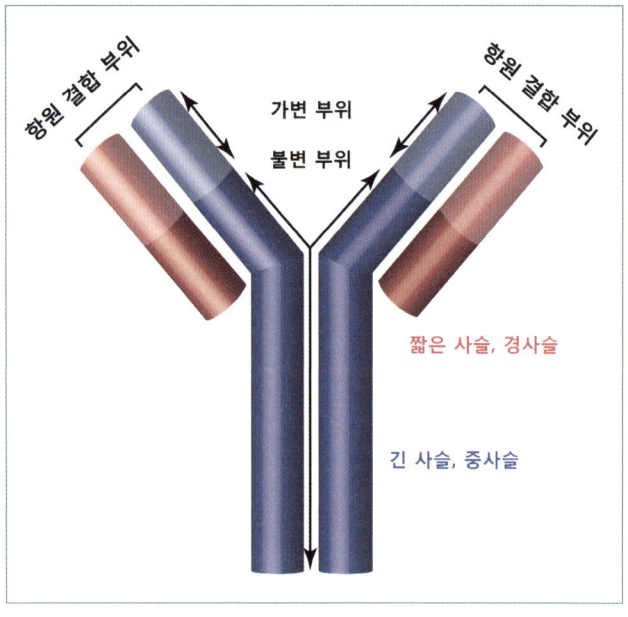

그림 5-1 항체의 구조. 항체는 Y자 구조를 지니며, 가운데 두 개의 중사슬과 가장자리 두 개의 경사슬로 이루어진다. 가변 부위의 단백질 서열은 항체에 따라 매우 다양하며, 이런 서열 차이가 곧 항원 결합 부위의 구조적인 차이로 연결되어서 다양한 항원에 항체가 특이적으로 결합할 수 있게 한다. [출처: history.nih.gov/exhibits/potter/antibodies.html.]

BOX. 4

항체의 다양한 기능

항체가 항원에 결합하여 항원의 생물학적 활성을 저해하는 경우에 항체가 항원을 '중화'한다고 하며 이러한 항체를 중화항체neutralizing antibody라 부른다. 반면 항체가 직접 항원을 중화하지 않더라도 항원이 제거되도록 도움으로써 활성을 낮추기도 한다.

특히 항체가 다양한 면역반응을 보조하는 데에는 중사슬 아래에 위치한 Fc 영역이 중요하다. 항체는 Fc 영역을 통해서 다른 면역세포에 자신이 항원을 붙잡고 있다는 신호를 전달하고, 항원이 박테리아와 같이 세포성인 경우에는 면역세포가 Fc 영역을 거쳐 항원을 직접 공격하기도 한다. 이러한 항체의 기능을 항체의존세포매개세포독성antibody-dependent cell-mediated cytotoxicity, ADCC이라고 부른다.

또한 Fc 영역을 인지하는 수용체Neonatal Fc receptor, FcRn를 통해 항체가 재활용되기도 한다. 항체가 FcRn에 결합하는 경우 항체는 면역세포 안에서 항원을 떨어뜨리고 다시 세포 밖으로 방출되기 때문에 결과적으로 항체가 재활용되는 셈이다. 이

기전을 통해 항체의 체내 잔류 시간이 늘어난다. 최근에는 Fc 영역에서 일어나는 당질화 패턴을 조절해서 ADCC를 증진하거나 반감기를 늘리는 방식으로 항체의약품의 효능을 개선하려는 시도가 이루어지고 있다.

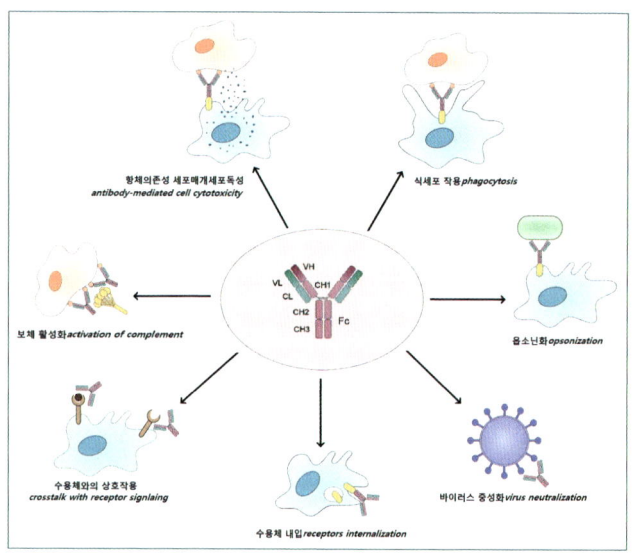

그림 5-2 항체의 다양한 기능. 항체는 대식세포, NK세포, 면역 T세포 등 다양한 면역세포와 함께 상호작용하여 항원의 침입에 대응한다. 항원-항체 결합을 활용하는 방식이나 신호를 전달하는 방식에 따라 항체는 다양한 기능을 수행할 수 있다. [출처: biologie.ens-lyon.fr/ressources/bibliographies/m1-12-13-biosci-reviews-spasevska-i-1c-m.xml.]

항체의약품의 치료 기전

1982년 재조합 인슐린이 최초의 바이오의약품으로 등장한 이래, 1980년대에 품목 허가를 받은 대부분의 바이오의약품은 수용체조절의약품이었다. 로슈사의 로페론 에이Roferon-A와 암젠사의 에포젠은 1980년대에 개발된 대표적인 바이오의약품으로 각각 인터페론*과 에리트로포이에틴이 주성분이다. 이들은 체내 신호전달에 참여해 각각 염증반응과 혈구 생성을 유도함으로써 암을 치료하고 빈혈 증상을 완화한다.

초기 바이오의약품은 정상적인 생물학적 활성을 회복하는 방식으로 질병을 치료했다. 이때 바이오의약품은 체내에 이미 존재하는 내인성 단백질을 주성분으로 하여, 부족한 단백질을 보충함으로써 약화된 생리 기능을 보강했다.

반면 대부분의 단일클론항체는 정상적인 생리 기능을 보강하는 대신 비정상적인 병리 기전을 방해하여 질병을 치료한다. 예를 들어 항체의약품은 신호전달에 직접 참여하기보다 신호전달에 관여하는 다른 요소와 결합해 불활성화하거나 제거함으로써 질병을 유발하는 신호전달체계를 방해한다. 다시 말해 항체의약품은 생체 내 다른 요소를 '억제' 또는 '길항'함으로써

---

* 인터페론은 세포 간 신호를 전달하는 사이토카인(cytokine)의 일종으로 사이토카인 중에서도 면역세포가 분비하는 단백질을 총칭한다.

질병을 치료한다.

2장에서 살펴본 것처럼, 분자생물학의 중심원리에 따르면 생물학적 기능을 수행하는 핵심 분자는 단백질이다. 하지만 생명체가 극도로 복잡한 생명 현상을 유지하기 위해서는 적절한 단백질을 합성하는 것만으로는 부족하다. 때에 따라 단백질을 적절히 분해하고 효소 활성을 시공간에 따라 정교하게 조절하지 않으면 생명체는 이른바 '정상적인' 생리 활성을 유지하기 어렵다. 따라서 사람을 비롯한 모든 생명체는 생물학적 기능을 증진하거나 억누르면서 적정 수준의 생물학적 활성을 유지하는 시스템을 개발하였고, 생물학에서는 이러한 항상성 유지 방식을 길항 작용antagonism이라 부른다. 질병은 특정한 단백질 분자의 수나 활성 수준이 낮아서 발생할 수도 있지만, 길항 작용이 일어나지 않아 발생할 수도 있다. 즉 특정 단백질이 너무 많거나 어떤 기능이 너무 강력해도 질병이 발생한다. 더욱이 질병 기전에 수많은 분자가 복합적으로 관여하면 단지 특정한 단백질을 보충하는 방식으로는 질병을 치료하기 어렵다.

이때 항체의약품은 체내 활성 인자의 작용을 방해하는 길항제antagonist로서 질병을 유발하는 각종 신호 경로를 차단한다. 따라서 특정 질병의 원인이나 예후 인자를 분자적 수준에서 규명할 수 있으면, 표적 분자를 억제하는 항체의약품을 개발함으로써 치료에 활용할 가능성이 생긴다. 이처럼 분자생물학의 발전과 연구 성과에 힘입어 1986년 최초의 항체의약품 OKT3가 허가받은 이래 항체의약품은 빠르게 치료 영역을 넓혀 갔다. 특히 자가면역질환이나 암에서 염증반응이 중요하다는 사실을 발견하고 암세포 증식에 관여하는 수용체를 확인하게 되면서 염증성 질환과 암을 중심으로 항체의약품 개발이 활발히 이루어졌다.[2]

항체의약품의 면역원성 문제

초기에 개발된 항체의약품은 대부분 급성질환을 앓는 환자나 수술 이후 환자를 위해 단기적으로 사용되었다. 당시의 항체의약품을 장기간 투여하면 항체의약품을 표적으로 하는 새로운 항체, 즉 항약물항체가 빈번히 생성되었다. 항약물항체는 항체의약품에 달라붙어 의약품의 혈중농도를 떨어뜨려 치료 효능을 저하할 뿐 아니라, 경우에 따라서는 심각한 염증반응을 동반해 환자를 위험에 빠뜨린다. 따라서 약물이상반응이 발생하지 않더라도 항체의약품이 고가라는 사실을 고려하면 항약물항체가 항체의약품의 농도를 떨어뜨리는 현상은 바람직하지 않다.

물론 항약물항체는 항체의약품뿐만 아니라 거의 모든 바이오의약품을 개발하는 데 고려해야 할 일반적인 쟁점이다. 그러나 소위 면역원성이라고 부르는 항약물항체 형성은 특히 항체의약품에서 두드러졌는데, 이는 항체의약품이 바이오의약품 중에서도 크기가 크고 구조가 복잡하기 때문이다. 인슐린이나 성장호르몬 같은 펩타이드제제는 아무리 커도 분자량이 2~3만 달톤 정도를 넘지 않는 데 반해, 항체의약품으로 흔하게 사용되는 IgG 항체는 평균 분자량이 15만 달톤에 이를 정도로 크고 복잡하다. 항체의약품은 크고 복잡하므로 구조에 변이를 초래할 확률이 높고, 만일 단백질 구조가 뒤틀린다면 우리 몸의 면역체계는 이를 외부에서 침입한 '비자기'로 여기고 항약물항체를 형성하게 된다.

초기에 개발된 항체의약품은 온전한 '인간' 항체가 아니었기 때문에 더욱 빈번하게 항약물항체가 만들어졌다. 항체는 다른 단백질보다도 원형이 되는 DNA 서열을 확보하기 쉽지 않아서 유전자 재조합 기술이 아닌 하이브리도마 기술을 활용하여 생산한다. 가령 쥐에 표적 항원을 주입한 뒤 혈액에서 면역 B세포를 추출하여 항체를 생산할 세포주를 만드는 식이다. 이 경우 항체의약품 속 항체는 곧 쥐murine 항체이기 때문에 사람에게 장기간 투여하는 경우 면역반응을 일으킬 가능성이 매우 높다. 항약물항체 형성을 줄이려면 부분적으로 쥐와 사람의 항체 서열을 함께 사용하거나(키메라 항체chimeric antibody), 일부 항원 결합 영역을 제외하고는 사람의 항체 서열로 대체(인간화 항체humanized antibody)하기도 하고, 또는 아예 모든 항체 영역을 인체 기원으로 바꿔주는(완전 인간 항체fully human antibody) 시도를 한다.*

인간화 항체 또는 완전 인간 항체가 개발되고 면역원성 문제가 다소 잠잠해지면서 항체의약품 시장은 빠르게 성장했다. 특히 암세포를 선별적으로 공격해야 하는 항암제 분야에서 항체의약품을 활용한 표적 치료가 표준 치료로 인정받기 시작했다. 근래에는 세포독성치료제cytotoxic agents에 의존하는 전통 방식의 항암요법을 생략하고 항체의약품을 일차 치료제로 사용할 정도로 항체의약품의 효능이 인정을 받고 있다.

한편, 최근 큰 주목을 받고 있는 면역관문저해제immune checkpoint inhibitor는 면역 T세포 또는 T임파구T lymphocyte를 불활성화하는 수용체 분자의 작용을 억제함으로써 면역 T세포가 세포독성 활성을 유지하도록 돕는 항체의약품이다. 요컨대 세포독성 활성을 유지하는 면역 T세포는 암세포를 계속 공격할 수 있다. 최근 염증반응이 항암 효과에 매우 중요하다는 사실이 밝혀졌는데[3], 면역관문저해제는 이러한 연구 결과를 반영한 항암제 개발인 셈이다.

---

* 일반명이 '_mab'으로 끝나는 의약품은 단일클론항체의약품에 속한다. 이 중에서도 류마티스치료제인 인플릭시맙(infliximab)처럼 '_ximab'으로 이름이 끝나는 것들은 키메라 항체이며, 유방암 표적치료제인 트라스투주맙(trastzumab)처럼 '_zumab'으로 끝나는 경우는 인간화 항체에 속한다. 완전 인간 항체는 '_(m)umab'으로 끝난다. 아달리무맙(adalimumab)이 대표적이다.

더욱이 기존의 표적치료제는 항체가 직접 암세포에 결합해야 했는데, 암조직이 단단해지면 항체가 조직 내로 침투하기 어려워 고형암의 경우 상대적으로 효과가 떨어졌다. 그러나 체내의 면역세포를 활용하는 면역관문저해제는 고형암에서도 훌륭한 항암 효과를 보인다고 알려졌다.

요컨대 면역관문저해제는 새로운 분자 표적을 발굴하면 항체의약품의 적응증이 계속 확장 가능하다는 사실을 다시금 확인시켜주었다. 이외에도 세포독성약물을 항체의약품에 부착한 항체-약물 결합체antibody-drug conjugate, ADC가 새로운 형태의 항체의약품으로 주목받고 있다.

항체의약품을 둘러싼 규제와 과학 쟁점

항체의약품 시장이 계속 성장하려면 규제와 개발에 관련된 두 가지 쟁점을 해결해야 한다.

첫째, 바이오시밀러 항체의약품의 허가 제도를 정비하는 일이다. 우리는 오리지널 바이오의약품과 '충분히 유사하지만 동일하지는 않은' 바이오의약품을 바이오제네릭이 아닌 바이오시밀러라고 부른다. 국내 제약사인 셀트리온이 인플릭시맙 바이오시밀러인 레미케이드의 허가를 받는 데 성공하면서 세계에서 처음으로 바이오시밀러 항체의약품을 개발했다.

항체의약품을 포함해 바이오의약품은 효과가 뛰어나지만 매우 비싸서 의료보험 재정에 큰 짐이 된다. 혁신적이지만 고가인 의약품의 약가 문제를 해결하는 가장 확실한 방법은 특허가 만료된 복제약을 허가함으로써 시장에서 가격 경쟁을 유도하는 것이다. 그러나 3, 4장에서 살펴본 대로, 구조적으로 완전히 동일한 바이오의약품을 생산하기란 거의 불가능에 가깝다. 따라서 소위 '복제약'이라 부르는 제네릭 개념은 바이오의약품에는 적용되지 않는다.

  구조가 복잡한 항체의약품의 바이오시밀러를 개발하기도 쉽지 않다. 항체는 분자량이 굉장히 크고, 당질화처럼 배양(생산) 조건에 따라 쉽게 변할 수 있는 요소가 치료 활성에 주요한 영향을 미친다. 따라서 바이오시밀러 항체의약품이 오리지널 항체의약품과 유사한 효능과 안전성을 가지려면 제조 공정이 매우 면밀하게 통제되어야 한다. 그뿐만 아니라 임상시험을 통해 바이오시밀러와 오리지널 의약품의 효능과 안전성, 특히 항약물항체 형성 양상이 유사함을 입증해야 한다. 7장과 8장에서 이 쟁점을 더 자세히 살펴보겠다.

  둘째, 단백질 분석 기술이 빠르게 발전하면서 항체의약품의 구조와 기능 사이의 관계를 면밀히 조사할 필요가 생겼다. 항체는 워낙 큰 단백질이어서 때로는 일부 아미노산 서열을 바꾸더라도 치료 효능이 달라지지 않는다. 또한 항체의 구조와 기능 사이의 관계가 정확히 정립되지 않아 미국 특허청United State Patent and Trademark Office, USPTO은 비교적 넓은 범위에서 항체의약품의 특허를 인정해왔다.[4]

그러나 점차 분석 기술이 발전하면서 항체의약품의 특허 범위를 둘러싼 논쟁이 점화되었다. 특히 2014년 암젠과 사노피가 고콜레스테롤혈증을 치료하는 항체의약품을 두고 특허권 소송을 벌이면서 논쟁이 더욱 구체화됐다.[5] 미국 법원은 항체 특허를 출원한 발명자에게 항체의 개요를 더욱 자세히 기술하라 지시했고, 미국 특허청은 특허 지침을 통해 항체의약품 특허 신청을 진행할 때 '특정 표적에 결합하는 항체의 범위'와 '항체가 특이적으로 결합하는 부위'를 명시하라고 밝혔다. 이처럼 앞으로 항체의약품 특허를 받으려면 생화학적·분자생물학적 조사가 더욱 면밀히 수행되어야 하며, 항체의약품을 개발하는 개발사의 연구 역량이 더욱 중요해질 것으로 전망된다.

오래된 바이오의약품, 백신

백신은 가장 오래된 바이오의약품 중 하나다. 1798년 영국의 에드워드 제너는 우두에 걸린 사람의 체액을 접종하면 천연두에 걸리지 않거나 걸리더라도 약하게 앓는다는 사실을 알아냈다. 제너의 발견 이후, 독성을 약화한 바이러스나 병원균을 접종해 전염병을 예방하려는 시도가 늘었다. 백신을 투여하면 우리 몸의 면역체계는 소위 '가짜' 병원균을 항원으로 인식하여 이에 대응하는 항체를 생산한다. 예방접종을 통해 형성된 항체는 나중에 '진짜' 병원균이 들어왔을 때 이를 효과적으로 제거한다.*

  기본적으로 백신은 질병을 일으키는 병원체를 약화하거나 일부분만 합성하는 방식으로 생산하는데, 두 가지 방식 모두 병원균이나 바이러스를 증식할 숙주가 필요하다. 20세기 후반에 개발된 생명공학기술을 활용한 의약품이 아닌데도 백신이 바이오의약품으로 분류되는 이유는 이처럼 백신을 생산하는 과정에 병원체를 증식할 숙주가 필요하기 때문이다.

  한편, 전통적인 방식으로 개발된 백신은 일종의 '블랙박스'였다. 백신에 정확히 어떤 물질이 포함되어 있는지 알지 못했으며, 어떤 종류의 항체를 만들어 감염이 예방되는지도 몰랐다. (당)단백질을 주성분으로 하는 일반적인 바이오의약품과는 달리 백신에는 다양한 종류의 고분자가 포함되어 있으며, 이 중

---

* 더 정확히 말하자면 항원을 기억하고 있는 면역세포가 이후 병원균을 제거하는 데 중요한 역할을 한다. 특정한 항원을 기억하는 면역세포를 기억세포(memory cell)라고 부르는데, 기억세포는 체내에서 오랜 기간 살면서 자신이 기억하고 있는 항원이 침입했을 때 빠르게 증식해 많은 양의 항체를 생산한다. 당장 병원균이 체내에 존재하지 않는데도 항체를 생산하는 건 생명체 입장에서는 에너지를 크게 손실하는 일이어서 면역체계는 기억세포를 통해 미래 상황에 효율적으로 대비하는 셈이다.

정확히 어떤 분자가 항체 형성을 유발하는지 확인하기 어렵다. 병원균 표면에 위치한 특정한 막단백질이 항체 형성을 유도할 수도 있고, 바이러스 표면의 특이한 단백질 구조가 항원으로 인식될 수도 있다. 더욱이 '블랙박스' 백신을 투여했을 때는 한 번에 여러 종류의 항체가 형성될 수도 있어서 해당 백신이 정확히 어떤 방식으로 감염을 예방하는지 밝히기란 결코 쉬운 일이 아니다.

결국 백신의 효능과 안전성을 보장하는 주요 변수, 즉 핵심품질특성critical quality attribute, CQA을 알지 못하기 때문에 초기 백신은 말 그대로 "제조 공정이 곧 제품"인 의약품이었다. 공정이나 원료가 변하면 백신의 성분이 변화했고 궁극적으로는 백신의 안전성과 효능에 영향을 미칠 우려가 컸다. 따라서 초기의 백신은 지극히 제한적인 원료 공급원과 공정 조건에 의존해야 했다. 그럼에도 불구하고 백신을 투여하기 전에 품질을 측정할 만한 지표가 부족했으며, 화학적 검사를 통해서 제품 품질을 보장하기 어려운 탓에 백신을 투여받은 환자에게 이상반응이 발생하지 않는지 오랫동안 주시해야 했다.

최근 면역학 기술이 발전하면서 유해반응을 최소화하는 백신을 '설계'하기 시작했다. 병원체를 통째로whole pathogen 이용하는 전통적인 백신 개발 방식을 따르면 병원체가 항체와 결합하는 부위를 구체적으로 알 필요가 없다. 반면 병원체 자체가 변이를 갖기도 하고, 여러 종류의 항체가 만들어지면 서로 면역학적 간섭이 일어나 이상반응이 발생할 우려가 크다.

그래서 대안으로 재조합 항원recombinant antigen이 제시됐다. DNA 서열을 이어 붙여 새로운 단백질을 합성하는 것처럼 병원체 DNA를 이어 붙여서 발현하면 면역반응을 일으킬 항원의 구조를 효과적으로 통제할 수 있다. 물론 재조합 항원을 만들려면 우선 병원체 중 어떤 구조가 면역반응을 일으키는지 알아야 하고, 백신의 작동 방식을 면밀하게 조사해야 한다. 9장에서 자세히 기술하겠지만, 재조합 항원 기술은 '설계기반 품질고도화'라는 최근의 품질관리 방식과도 맥을 같이 한다. 따라서 최근 개발되는 백신은 점점 더 좁은 의미의 바이오의약품에 가까워지는 중이다.

다음 장에서는 유전자치료제를 살펴보고, 이어 세포치료제 중 최근 관심이 높아진 CAR-T 치료제를 소개하겠다. 아울러 다양한 종류의 바이오의약품이 등장하고 발전해온 과정을 차례로 살펴보며 향후 개발 과정에서 주목해야 할 의제와 쟁점을 확인해보자.

BOX. 5

생산 방법에 따른 백신의 종류[6]

1. 생백신 혹은 독성약화백신

생백신live vaccine 혹은 독성약화백신attenuated vaccine은 병원체에서 전염성을 띠는 부분을 제거하고, 면역활성을 유발하는 요소를 남겨둠으로써 백신으로 활용하는 방식이다. 살아 있는 세균이나 바이러스를 부적당한 조건에서 기르거나 돌연변이체를 선택함으로써 생산한다. 병원체를 죽이지 않고 백신으로 사용하므로 비교적 낮은 가격에 높은 농도로 백신을 만들 수 있다. 하지만 배양 과정에서 예상치 못한 변이에 의해서 안전성 문제가 발생하기 쉬우며, 배양 기간이 길어지면서 일부 병원체가 다시 전염성을 회복하기도 한다.

2. 사백신

사백신inactivated vaccine은 열처리를 하거나 화학 물질을 활용해 병원체를 죽이는 방법으로 전염성을 제거한 백신이다. 병원체가 다시 전염성을 회복할 가능성은 낮아도 면역반응을 일으키는 능력이 부족해 면역체계를 활성화하는 면역증강제

adjuvant*를 함께 주입하는 경우가 많다. 병원체가 아니라, 질병을 유발하는 독성 물질을 비활성화한 경우는 톡소이드 백신 toxoid vaccine이라 부른다.

3. 재조합 백신

재조합 백신recombinant vaccine은 전염성은 없지만 면역반응을 일으키는 항원 부위가 알려져 있다면, 해당 부분을 발현하는 병원체 DNA를 알아낸 후 생명공학기술을 적용해 안전한 백신 항원을 생산할 수 있다. 애초에 안전하다고 알려진 항원 부분만을 발현하여 백신을 만들기 때문에 재조합 백신은 생백신이나 사백신보다 안전성이 뛰어나다.

---

* 면역증강제란 백신의 면역반응을 향상시키지만 자체적으로는 항체를 생성하지 않는 물질을 말한다. 알루미늄염(aluminium salt)이 가장 대표적이다.

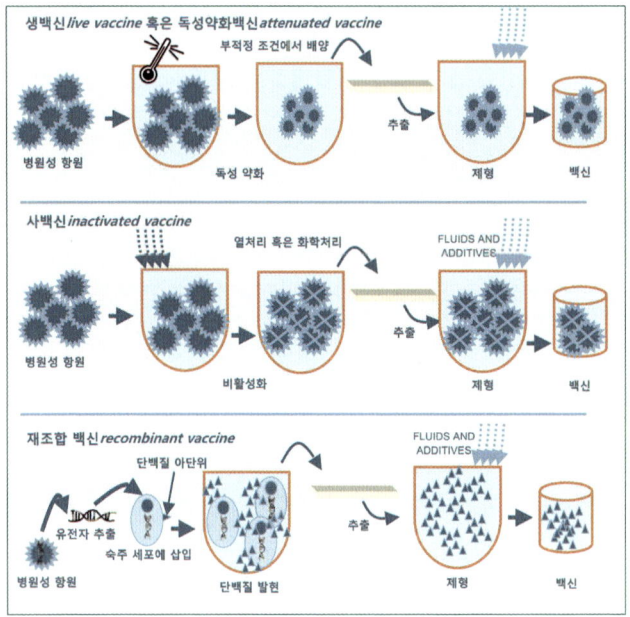

그림 5-3 백신의 종류. 백신은 항원의 병원성을 제거하는 방법에 따라 크게 생백신, 사백신, 재조합 백신으로 나뉜다. 병원체에서 비병원성 항원의 DNA를 추출하여 생산하는 재조합 백신은 독성을 약화시키거나 비활성화하는 생백신과 사백신보다 안전하다. 하지만 재조합 백신을 개발하려면 먼저 항원 중 면역반응을 유발하는 부위가 어디인지 밝혀내야 한다. [출처: Ulmer JB, Valley U, Rappuoli R. "Vaccine manufacturing: challenges and solutions". *Nature biotechnology* 2006;24(11):1377.]

6장

유전자치료제와 CAR-T 치료제

유전자치료제의 역사는 많은 실패와 비극적인 임상시험으로 점철됐다. 1990년대 이후 차세대 의약품으로 꾸준한 기대를 받았음에도 불구하고 아직까지도 제약 시장에서 적정한 가격과 수익성을 확보하지 못했다. 지금까지 개발된 유전자치료제의 가격은 대부분 수억 원에 이르며, 치료 영역은 일부 유전병에 한정된다. 유전자치료제는 비싼 가격에도 불구하고 예상하기 어려운 유해반응이 동반되기 때문에 앞으로 유전자치료가 상용화되려면 유해반응의 발생 기전이 더욱 면밀히 밝혀져야 한다.

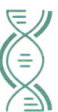

5장에서 바이오의약품의 한 종류인 항체의약품과 백신을 개발하는 데 중요한 기술적 문제점과 쟁점을 짚어보았다면, 이번 장에서는 유전자치료제와 CAR-T 치료제가 무엇인지 알아보고, 각 바이오의약품의 개발 쟁점을 살펴보겠다.

  유전자치료제는 단백질이 주성분인 대다수의 바이오의약품과 생산·개발 과정이 크게 다르다. 그럼에도 불구하고 유전자치료제는 생물학적 원천에서 비롯될 뿐만 아니라 생명과학공학의 발전을 집약하여 개발한 의약품이라는 점에서 바이오의약품으로 분류된다. 최근에는 유전자치료제의 임상 효과가 입증되면서 차세대 의약품으로 큰 기대를 받고 있다.

  키메라 항원 수용체 기반의 T세포치료제chimeric antigen receptor-T cell,

CAR-T(이하 CAR-T 치료제)는 유전자삽입 기술을 활용한 세포치료제로 최근 임상시험에서 놀라운 항암 효과를 나타냈다.

유전자치료제

유전자치료제 gene therapy의 역사는 많은 실패와 비극적인 임상시험으로 점철됐다. 1990년대 이후 차세대 의약품으로 꾸준한 기대를 받았음에도 불구하고 아직까지도 제약 시장에서 적정한 가격과 수익성을 확보하지 못했다. 지금까지 개발된 유전자치료제의 가격은 대부분 수억 원에 이르며, 치료 영역은 일부 유전병에 한정된다. 유전자치료제는 비싼 가격에도 불구하고 예상하기 어려운 유해반응이 동반되기 때문에 앞으로 유전자치료가 상용화되려면 유해반응의 발생 기전이 더욱 면밀히 밝혀져야 한다.

유전자치료제 개발의 역사

DNA가 유전물질임이 확인되고 중심원리를 통해 유전자가 생명 현상을 관장하는 방식이 밝혀지면서 분자생물학적 지식을 의학에 응용할 수 있으리라는 기대가 커졌다. 또한 중합효소연쇄반응 polymerase chain reaction, PCR과 DNA 염기 분석 기술처럼 유전적 변이를 진단하는 기술이 개발되면서 몇몇 질병의 유전적 원인이 밝혀졌다. 1960년대에는 '유전자치료'라는 개념이 처음 등장했으며, 이후 질병을 일으키는 유전자를 제거하거나 변형하면 질병을 치료할 수 있으리라는 기대가 커졌다. 그러나 몸속에 있는 세포 안에 특정한 유전자를 삽입하기란 결코 쉽지 않았다. 그런 와중에 미국 유전학자 에드워드 테이텀이 바이러스를 이용해 유전자치료를 실현할 수 있다고 주장했고, 이후 세포 안으로 유전자를 운반해줄 적절한 운반체를 찾아내려는 노력이 이어졌다.[1]

1990년대부터 본격적으로 수행된 유전자치료 임상시험은 성공하지 못했다. 더군다나 사망에 이르는 심각한 유해반응이 발생하면서 유전자치료가 '아직은' 실현되기 어려운 치료법이라고 인식하게 만들었다. 이 중 가장 잘 알려진 사례는 겔싱어 Gelsinger라는 환자가 아데노바이러스adenovirus 벡터를 사용한 임상시험 도중 사망한 사례다.[2]

겔싱어는 오르니틴트랜스카르바밀라제ornithine transcarbamylase 결핍증(이하 OTC 결핍증)이라는 대사질환을 앓던 18세 남성 환자였다. OTC 결핍증은 단백질 대사가 정상적으로 종결되지 못해 대사 산물인 암모니아가 몸 안에 쌓여 독성을 일으키는 질환이다. OTC 결핍증 환자는 저단백질 식단을 유지함으로써 암모니아가 쌓이지 않도록 조절한다. 펜실베이니아대학교 연구진은 유전자 편집을 거친 아데노바이러스를 이용해 OTC 결핍증을 치료하는 유전자를 도입하려고 했다. 하지만 바이러스 벡터를 주입하고 불과 4일 만에 겔싱어는 바이러스 벡터가 일으킨 전신염증반응증후군systemic inflammatory response syndrome, SIRS으로 사망했다.[3]

겔싱어의 사망 이후, 체내에 도입된 벡터가 일으키는 면역반응의 수준이 환자에 따라 크게 차이가 나며, 동물실험 결과를 토대로 주입할 벡터의 양이나 농도를 산출하는 게 정확하지 않다는 지적이 나왔다. 또한 FDA가 조사한 결과, 당시 연구진이 이상반응을 충실히 보고하지 않았으며 환자를 모집하고 사전동의informed consent를 구하는 과정에서 충분한 정보를 공개하지 않았다는 사실이 밝혀졌다.[4] 겔싱어의 사망 사례를 통해 유전자치료제가 유발하는 면역반응이 환자의 생명을 위협할 수 있음이 알려졌고, 이후 벡터의 농도를 결정하고 독성을 평가하는 방식을 두고 다양한 논의가 이루어졌다. 결국 안전한 벡터를 발견하기 전까지 사람을 대상으로 한 유전자치료제 임상시험은 잠정 중단됐다.

그러나 면역반응을 일으키지 않는 벡터가 개발된 후에도 예상치 못한 유해반응은 계속해서 발생했다. 2002년 중증복합면역결핍증severe combined immunodeficiency, SCID 환자에게 체내유전자치료를 시도한 경우에도 시험에 참가한 9명의 환자 중 4명에서 백혈병이 발생했다.[5] 이 사례를 통해 사람에서도 삽입형 종양형성

insertional oncogenesis이 발생할 수 있음이 밝혀졌다.[6] 일부 바이러스성 벡터는 자신이 삽입한 유전자의 발현을 촉진하기 때문에, 벡터가 종양유전자 근처에 유전자를 삽입하면 종양유전자의 발현이 함께 증가해 암 발생의 위험이 커진다. 따라서 유전자를 교정할 때 삽입할 위치를 통제하지 못하면 종양이 만들어질 위험을 배제할 수 없다.

이처럼 유전자치료제는 임상시험에서 심각하고 예측하기 어려운 유해반응을 일으키는 탓에 제약기업에선 유전자치료제 개발에 오랜 기간 소극적인 자세를 취해왔다. 더욱이 어떤 기전을 통해 유해반응이 일어나는지, 왜 특정 환자에서만 유해반응(면역반응)이 나타나는지 이해하지 못하기 때문에 유전자치료를 받는 환자는 치료제를 투여받은 뒤 면밀하게 모니터링되어야 한다. 주기적으로 환자의 면역체계가 제대로 기능하는지를 살펴야 유해반응이 발생할 때 빠르게 대처할 수 있기 때문이다. 이처럼 유전자치료는 많은 의료 자원이 투입되는 탓에 환자의 의료비 부담도 함께 커지게 된다.

BOX. 6

체내유전자치료와 체외유전자치료

유전자치료는 유전자를 주입하는 장소에 따라 체내유전자치료in vivo gene therapy와 체외유전자치료ex vivo gene therapy로 나뉜다. 체내유전자치료에서는 환자의 몸에 직접 벡터를 주입하여 체내에 있는 세포로 유전자를 도입한다(BOX 2 참고). 체내유전자치료가 성공하려면 무엇보다 표적으로 삼은 세포에만 유전자를 전달하는 게 중요하다. 벡터가 엉뚱한 종류의 세포에 유전자를 전달하면 오프타깃off-target이 발생했다고 말한다. 또한 체내유전자치료에서는 벡터를 몸속으로 직접 주입하기 때문에 벡터에 의해 면역반응이 일어나기도 한다.

반면 체외유전자치료에서는 환자의 세포를 몸 밖으로 추출한 뒤 유전자를 도입하여 몸에 다시 투입한다. 유전자를 밖에서 삽입한 뒤에 세포를 주입하기 때문에 벡터를 직접 몸에 주입할 필요가 없고, 벡터에 의한 면역반응도 일어나지 않는다. 또한 체외유전자치료에서는 세포를 추출하여 유전자를 도입한 뒤에 체내로 주입해서 오프타깃 효과가 발생할 우려가 적다.

반면 세포를 환자에서 추출하고 배양하는 등 치료 절차가 복잡하기 때문에 시설 조건이 까다롭고 가격 부담이 크며 몸으로 주입하는 세포가 성공적으로 생착해야 치료 효과를 볼 수 있다. 대표적으로 조혈모세포hematopoietic stem cell, HSC를 활용한 유전자치료나 CAR-T를 활용한 치료가 체외유전자치료에 속한다. 체외유전자치료는 세포를 몸으로 도입하기 때문에 유전자치료인 동시에 세포치료이기도 하다.

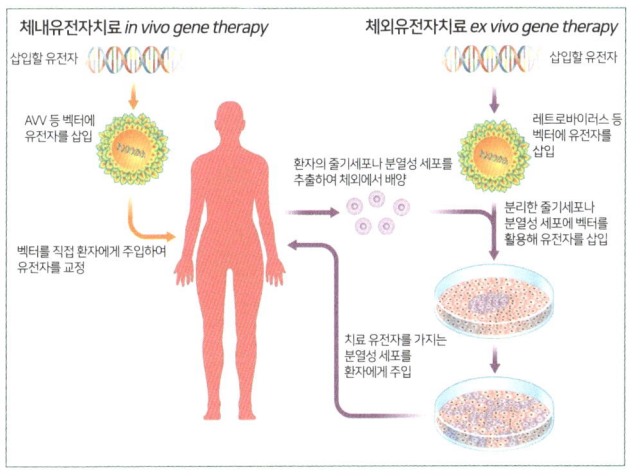

그림 6-1 체내유전자치료와 체외유전자치료 비교. 체내유전자치료는 벡터를 몸에 직접 주입하여 몸속 세포의 유전자를 바로 교정하는 유전자치료법을 말한다. 반면 체외유전자치료에서는 환자의 세포를 추출하여 체외에서 유전자 교정을 거친다. 체내유전자치료에서는 의도하지 않은 세포로 유전자를 도입하는 오프타깃 문제가 발생할 수 있다. 체외유전자치료에서는 오프타깃 문제가 발생하지 않지만, 환자에게서 줄기세포를 추출하고 이를 배양하여 다시 도입하는 과정을 엄밀하게 통제해야 하며 많은 비용이 든다. [출처: www.chemistryworld.com/features/delivering-gene-therapy/3007348.article.]

BOX. 7

벡터의 정의와 종류

유전자치료가 성공하려면 DNA 운반체인 벡터가 특정한 표적세포에 접근해, 치료유전자를 유전체 내 특정 장소에 삽입해야 한다. 다시 말해 치료유전자를 삽입할 위치를 통제해야 한다. 벡터는 유전자를 생체와 세포 내로 도입하는 운반체를 말한다. 좋은 벡터는 표적세포에 효과적으로 접근해 유전자를 전달하면서도 환자에게 면역반응을 일으키지 않고 기존의 유전체를 변형하지 않아야 한다. 벡터는 크게 바이러스성 벡터와 비바이러스성 벡터로 나누어진다.

1. 바이러스성 벡터

① 아데노바이러스: 아데노바이러스adenovirus는 주로 호흡기 질환을 유발하는 DNA 바이러스다. 아데노바이러스가 인간 세포에 침입하더라도 아데노바이러스를 통해 전달된 유전자가 세포의 유전체 안으로 삽입되지 않는다. 따라서 체세포가 분열하면 아데노바이러스 벡터를 사용한 유전자치료의 효과가 준다. 또한 아데노바이러스 벡터는 세포의 종류를 가리지

않고 유전자를 전달하기 때문에 낮은 농도로 바이러스를 삽입하더라도 체내에서 증식하면서 면역반응을 유발할 수 있다. 면역반응 때문에 항바이러스 항체가 형성되면 더 이상 같은 아데노바이러스를 벡터로 사용할 수 없다.

② 레트로바이러스: 레트로바이러스retrovirus는 자신의 RNA 서열을 숙주세포 안에서 DNA로 변환시켜 유전체에 삽입하는 바이러스를 총칭한다. 아데노바이러스와 달리 레트로바이러스를 벡터로 사용해 유전자치료를 수행하면 유전자를 숙주세포의 유전체 안으로 보낼 수 있기 때문에 세포가 분열하더라도 오랜 기간 치료 효능이 유지된다. 반면 레트로바이러스는 일반적으로 비분열 세포에는 유전자를 주입하지 못해 뇌나 간, 근육처럼 분열을 멈춘 조직의 치료에는 사용하지 않는다. 최근에는 레트로바이러스의 일종인 렌티바이러스lentivirus를 활용해 비분열 세포에 유전자를 도입하려는 시도도 이루어졌다. 한편 레트로바이러스는 숙주세포의 유전체에 무작위로 유전자를 주입하기 때문에 삽입형 종양형성을 일으킬 위험이 크다.

③ 아데노부속바이러스: 아데노부속바이러스adeno-associated virus는 다른 바이러스의 도움을 받아야 복제가 가능한 바이러스로, 다른 바이러스성 벡터에 비해 삽입할 수 있는 유전자의

크기가 작다. 하지만 아데노부속바이러스는 아형에 따라서 감염 부위가 다르기 때문에 신경계나 간, 근육으로 다양하게 치료 부위를 확대할 수 있다는 장점이 있다. 2017년 말 FDA가 아데노부속바이러스를 벡터로 활용한 유전자치료제 럭스터나_Luxturna_를 승인하면서 아데노부속바이러스를 향한 관심이 커지고 있다.[7] 럭스터나는 희귀망막질환인 선천성흑내장_Leber congenital amaurosis, LCA_ 환자를 위한 유전자치료제로 RPE65라는 효소유전자를 망막에 삽입해 시력을 회복시킨다.

2. 비바이러스성 벡터

원형 DNA 분자인 플라스미드_plasmid_나 DNA 분자 자체를 벡터로 이용하기도 한다. 이 경우 체내에 주입했을 때 면역반응이 발생하지 않으며, 바이러스와 달리 감염이나 종양형성 등 유해반응이 발생할 우려가 적다. 하지만 바이러스성 벡터와 달리 유전자를 유전체에 삽입하지 못하기 때문에 유전자 발현 수준이 낮고, 체내 치료의 경우 특정 조직에 선택적으로 유전자를 주입하지 못하는 단점이 있다.

면역세포를 활용한 CAR-T 치료제 개발

앞에서 설명한 유전자치료법은 대개 특정한 유전자가 없거나 발현 수준이 낮아서 생긴 유전병을 치료할 목적으로 개발되었다. 이러한 경우에 유전자치료를 통해 체내로 도입하는 유전자는 질환의 원인이나 증상과 직접 관련이 있다.

반면 키메라 항원 수용체 기반 CAR-T 치료제는 부족한 유전자를 직접 채우는 방식이 아니더라도 유전자치료가 가능함을 보여주었다. CAR-T는 면역 T세포를 활용한 체외유전자치료인 동시에, 유전자를 이식받은 세포를 체내로 주입하므로 세포치료이다(BOX 6 참고). 면역 T세포는 몸속에서 정상적으로 기능하지 않는 병든 세포를 파괴하는 역할을 한다. 예를 들어 바이러스에 감염된 세포나 암세포는 T세포의 공격 대상이 된다.

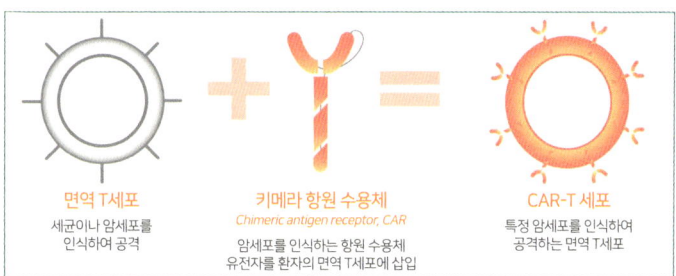

그림 6-2 CAR-T 치료제의 치료 원리. CAR-T 치료제에서는 면역 T세포에 수용체유전자를 이식함으로써 T세포가 암세포 항원을 인지하는 수용체를 발현하도록 한다. 이렇게 만들어진 CAR-T 세포는 암세포 표면에 과발현하는 단백질 등 다양한 항원을 인식하여 선택적으로 암을 제거한다. [출처: medium.com/@yx2017be/cancer-immunotherapy-and-car-t-cell-therapy-d4b772a5d2f5.]

면역관문저해제와 함께 CAR-T는 체내 면역체계를 '활용'하여 암을 치료하려는 시도 중 하나다. CAR-T 치료에서는 암세포를 인식하는 수용체를 T세포에 붙여준다.

쉽게 말해, 암세포 인식 수용체를 암호화한 DNA 서열을 T세포에 이식함으로써 암세포를 공격할 수 있는 T세포로 변환하는 셈이다. 다른 사람의 T세포를 주입하면 면역반응이 유발될 수 있다. 따라서 CAR-T는 치료받을 환자에서 직접 T세포를 추출한 뒤 암세포 인식 유전자를 도입하고 이를 다시 몸에 주입하는 방식으로 치료한다.

2017년에는 CAR-T 림프구성백혈병의 치료제인 티사젠렉류셀tisagenlecleucel이 FDA 허가를 받았다. 노바티스가 개발한 티사젠렉류셀은 주요 임상시험에서 1회 주사했을 때 3개월 후 관해율, 즉 3개월 만에 암세포가 없어지거나 유의미하게 줄어든 환자 비율이 무려 83%에 달했다.[8] 또한 1년 후 생존률도 기존 치료법에 비해 두 배 이상으로 높았다.

하지만 티사젠렉류셀의 획기적인 치료 효능에도 불구하고 CAR-T 치료제는 천문학적 가격 때문에 아직 일반화되기 어렵다. 뿐만 아니라 환자의 T세포를 직접 추출해 유전자조작을 거쳐 재도입해야 하기 때문에, CAR-T 치료제는 하나의 완제의 약품이라기보다는 공정 전체를 의미한다. 엄청나게 고가임에도 불구하고 여전히 일부 환자에게는 CAR-T의 효과가 없다는 문제도 있다. 뿐만 아니라 CAR-T 치료 후에는 사이토카인방출증후군cytokine release syndrome, CRS이라는 위험한 유해반응이 발생할 가능성도 크다. 앞으로 CAR-T가 현실적 항암 치료의 대안이 될지 장담하기 힘든 이유다.

앞으로의 전망

오랜 실패와 위험 속에서도, 결국 2017년 말부터 다시 유전자치료제를 둘러싼 관심이 늘기 시작했다. FDA가 2017년 12월에 실명질환을 치료하는 유전자치료제 럭스터나를 승인했기 때문이다.[9] 선천적 실명 환자가 시각을 되찾는 것만큼 유전자치료제의 힘을 보여주는 사례도 없다.

한편, 점차 증대되는 희귀의약품 시장에서 유전자치료제가 새로운 대안으로 등장하고 있다. 하지만 높은 가격이 여전히 문제다. 예를 들어 럭스터나로 한쪽 눈을 치료하는 데만 4억 원 이상의 비용이 든다. 유전자치료제를 개발해 성공적으로 허가받은 사실은 분명 큰 성과지만, 그렇다고 유전자치료제가 공공보건에 괄목할 만한 기여를 했다고 평가하기는 이르다.

더욱이 2012년 유럽에서 허가받은 유전자치료제 글리베라Glybera는 수요가 늘지 않아 결국 2017년에 판매를 종료했다.[10] 글리베라 역시 럭스터나처럼 희귀질환인 지단백리파제결핍증

lipoprotein lipase deficiency, LPLD을 치료하려는 목적으로 개발됐다. 하지만 시장에서 수익을 내지 못하자 원개발사에서 승인 내용을 더 이상 갱신하지 않았다. 허가받은 의약품이 시장에서 퇴출되는 일은 드물지 않지만, 개발 위험이 특히 높은 유전자치료제 분야에서도 판매 목표를 달성하지 못해 시장에서 퇴출되는 아이러니가 발생한 셈이다.

사실 유전자치료제가 넘어야 할 관문은 이뿐만이 아니다. 유전자치료제의 역사를 되돌아보면 다양한 종류의 예측하기 어려운 유해반응이 발생했다. 물론 치료 경험이 축적되면서 유전자치료제가 일으킬 수 있는 유해반응의 종류를 어느 정도 파악하기 시작했지만, 여전히 유해반응이 발생하는 정확한 기전을 이해하지 못하는 실정이다.

현재로서는 유전자치료제를 투여하고 면밀하게 모니터링을 진행함으로써 유해반응이 발생하는 즉시 대응하도록 준비하는 게 최선이다. 그러나 모니터링을 하려면 의료진과 시설이 준비되어야 하므로 이미 고가인 유전자치료제의 가격이 더 올라갈 수밖에 없다. 결국 유전자치료제가 안전하고 현실적인 치료 대안이 되려면 유해반응의 종류와 발생 기전을 둘러싼 생물학적 지식이 함께 증가되어야 한다.

7장 — 바이오시밀러는 왜 바이오제네릭이 아닐까?

합성의약품은 주성분·함량·제형이 기준의약품과 같고 생물학적동등성이 입증되었을 때 제네릭으로 허가를 받게 된다. 그러나 바이오의약품은 애초에 '동일한' 의약품을 생산할 수 없다. 심지어 같은 생산 시설 안에서도 세포를 배양하는 탱크에 따라 이른바 '로트 간 변이'라 부르는 변이가 발생한다. 배양액의 온도나 산성도, 용존 산소량이 미세하게 달라도 단백질이 다르게 접히고 번역후변형에 영향을 미칠 수 있다. 따라서 후발 제약회사가 생산하는 바이오의약품이 기준바이오의약품과 동일하리라는 기대는 현실적이지 않다. 의약품 분석의 관점에서 보면 바이오의약품과 제네릭은 잘 어울리는 쌍이 아니다.

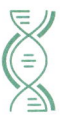

최초의 바이오의약품이라 불리는 유전자 재조합 인슐린 휴뮬린Humulin이 1982년에 FDA의 허가를 받은 이후 바이오의약품 시장은 꾸준히 성장해왔다.[1] DNA 재조합 기술이 발명된 이후, 생명체를 분자 수준에서 이해해보려는 연구가 많은 성과를 냈다. 세포 내 생명 현상을 잘 알게 되고 생화학과 면역학 기술이 진전되면서 효능이 뛰어나고 안정성을 갖춘 바이오의약품이 만들어졌다. 더욱이 바이오의약품은 질병의 발병 기전에 보다 직접 관여하기 때문에, 합성의약품으로는 증상을 완화하기에 급급했던 질병도 치료가 가능해졌다.

하지만 바이오의약품은 합성의약품보다 훨씬 비싸다. 가령 초기 유방암에 획기적인 치료 효과를 보이는 허셉틴Herceptin을 미국에서 1년 동안 복용하려면 7천만 원이 넘는 약가를 부담해야 한다.[2] 전이성 대장암을 치료하는 표적치료제인 아바스틴Avastin은 미국 내 연간 약가가 9천만 원이나 된다.[3] 물론 나라마다 의료 보험 상황이 달라 환자가 내야 하는 약가는 국가마다 다르다.

바이오의약품이 합성의약품보다 비싼 이유는 개발 단계에 필요한 투자 비용이 합성의약품에 비해서 압도적으로 크고, 복잡한 구조에 기인한 위험 요소가 많기 때문이다. 또한 제조 과정을 통제하고 약효를 보전하려면 저온 보관cold chain도 필요하므로 생산과 유통 과정에서 추가 비용이 발생한다.

약가 상승은 의료비 증가로 이어지고 이는 소득 수준에 따른 의료 혜택의 불균형을 초래한다. 또한 높은 약가는 지속적으로 의료 재정을 압박하므로 약가가 상승하면 건강보장 인구를 늘리기도 어렵다. 미국에서 건강보험의 가입자 숫자를 늘리기 위해 도입된 〈건강보험개혁법Affordable Care Act, ACA〉에 약가를 강제로 인하하려는 조항이 포함된 것은 우연이 아니다.

일반적으로 약가를 낮추려면 초기 개발 비용이나 허가 이후에 추가로 발생하는 비용을 줄여야 하지만, 앞에서 살펴본 바이오의약품의 특성을 고려하면 단백질 분석 기술이나 제조 기술이 혁신적으로 발전하지 않으면 상황이 달라지기는 어려워 보인다. 하지만 의약품도 결국은 가격 경쟁을 피할 수 없기 때문에 가격 경쟁으로 약가 인하를 유도할 수 있다. 그리고 가격 경쟁을 유발하려면 바이오의약품의 복제의약품이 필요하다. 원래의 바이오의약품과 같거나 같다고 인정할 수 있는 효능과 안전성을 입증한 복제의약품이 허가되면 바이오의약품의 높은 약가도 낮아질 가능성이 있다.

합성의약품 시장에서는 시장 경쟁을 통한 약가 조정이 낯설지 않다. 이때 시장을 선점한 합성의약품과 경쟁하는 후발 복제약을 제네릭이라 부른다. 그러나 바이오의약품의 복제약은 바이오제네릭이라고 하는 대신 바이오시밀러biosimilar라고 부른다. 이번 장에서는 합성의약품의 제네릭과 바이오의약품의 바이오시밀러가 어떻게 다른지 살펴보겠다. 두 의약품 모두 '복제약'에 해당하는데, 큰 틀에서는 비슷한 규제 원칙을 거쳐 허가를 받지만, 규제를 좀 더 면밀히 살펴보면 세부 사항은 매우 다르다. 바이오의약품은 '생산 과정을 통제하기 어려운 생물체로부터 유래되는 복잡한 구조의 약물'이기 때문이다.

합성의약품의 제네릭 개념 확립

제약산업은 초기 투자 비용이 매우 크지만 성공 확률은 낮은 고위험 산업이다. 1상부터 3상까지 임상시험을 실시하려면 1조 원이 넘는 막대한 비용이 들지만 성공률은 채 10%가 안 되기 때문이다.[4] 평균 6년이 넘는 긴 임상시험 기간도 투자 리스

크를 높인다. 게다가 후보 물질을 발굴하고 동물이나 체외 세포 모델을 이용해 약으로 개발될 가능성을 확인하는 전임상 단계까지 합치면 의약품 개발에 필요한 비용과 기간은 더욱 늘어난다.[5] 그런데도 제약산업이 살아남을 수 있는 이유는, 단 한 개의 신약이라도 성공하면 말 그대로 천문학적 이익이 나기 때문이다. 이처럼 신약 개발에 마대한 고수익이 보장되는 이면에는 특허와 판매 독점권이 중요한 역할을 한다.

제약회사가 임상시험을 실시해서 의약품의 효과와 안전성을 입증할 수 있는 자료를 생성하고 규제기관이 해당 자료를 엄격하게 심사해 허가를 내준 뒤에야 비로소 의약품 판매가 가능하다. 그런데 이때 임상시험을 통해 확인한 의약품의 효과와 안전성 정보는 해당 임상시험을 실시한 제약회사의 독점정보_proprietary information_에 속한다. 독점정보는 다른 말로 영업비밀_trade secrets_이라고도 한다.

그렇게 되면 오리지널 의약품_original drug/reference drug_*의 물질 특허가 만료돼도 복제약을 만들어 시판하려는 후발 제약회사는 별도의 임상시험을 실시해야 한다. 그리고 이렇게 확보한 새로운 독점정보, 즉 의약품의 효과와 안전성 관련 정보를 규제기관에

---

* 다양한 이름으로 불리지만 '오리지널 의약품'이라는 표현이 일반적이다. 이외에도 기준의약품(reference drug), 참조목록상의 의약품(reference listed drug, RLD), 신약(new drug), 혁신의약품(innovator drug) 등으로 불린다.

별도로 제출해야 한다.

따라서 후발 제약기업은 이미 오리지널 의약품이 선점한 시장에 굳이 막대한 개발 비용을 써가면서까지 시장에 진입할 유인이 없다. 그 결과 의약품 특허는 만료됐지만 '복제약'이 없는 경우가 빈번했다. 복제약이 시장에 나오지 않으면 가격 경쟁이 일어나지 않아 약가는 고가로 유지된다. 결국 정부와 국민의 의료비 부담은 계속 누적된다.

이런 상황은 1984년 미국에서 〈해치-왁스만법 Hatch-Waxman Act〉이 발효되면서 달라지게 됐다.[6] 〈해치-왁스만법〉은 후발 제약기업의 복제약 개발을 유도해 궁극적으로는 가격 경쟁을 통해 약가를 낮추고, 대신 선발 제약기업의 독점정보를 추가로 보호해주는 일종의 '거래'를 제도화했다.

〈해치-왁스만법〉에선 두 가지 조항이 중요하다. 첫째, 간략화된 신약허가신청, 즉 약식신약신청 Abbreviated New Drug Application 조항을 신설함으로써 복제약 허가 시 불필요한 임상시험을 반복하지 않도록 했다. 이에 따라 후발 제약회사는 기존의 신약허가신청 New Drug Application에 필요한 검증 단계를 일일이 거치는 대신, 기준의약품과 복제약의 생물학적동등성 bioequivalence**을 보임으로써 복제약의 허가를 받게 됐다. 이때부터 복제약은 제네릭 혹은 제네릭의약품이라는 공식 명칭으로 불리기 시작했다. 결국 〈해치-왁스만법〉은 복제약을 개발하는 데 필요한 시간과 비용을 줄였고, 궁극적으로는 의약품 가격을 낮출 계기를 마련했다. 또한 〈해치-왁스만법〉은 처음 허가받는 제네릭에 180일의 제네릭-독점권을 부여함으로써 후발 제약사가 더욱 신속하게 제네릭을 시장에 도입하도록 유도했다.

그러나 제네릭을 둘러싼 규제를 과도하게 완화하면 신약 개발을 향한 투자 의지가 저하될 수 있다. 따라서 〈해치-왁스만법〉에는 오리지널 의약품 개발을 장려하는 유인이 함께 마련됐고, 이것이 두 번째로 중요한 조항이다. 이를 위해 미 의회는 신약을 개발하고 FDA가 심의하는 데 걸린 시간 일부를 특허 기간으로 연장하고, 신약 허가일로부터 5년간 신약 개발자에게 자료독점권data exclusivity을 부여하도록 했다. 또한 자료독점 기간에는 제네릭의 허가 신청을 아예 받지 않음으로써 원개발사의 시장독점 기간을 보장했다. 허가를 신청한 후 실제 허가까지 소요되는 시간을 고려하면 사실상 시장독점 기간은 5년보다 길다.

자료독점권을 부여하면 신약 허가를 받기 위해 규제기관에 제출한 안전성과 효능 자료는 원개발사의 독점정보로 인정받

** 생물학적동등성(줄여서 '생동성'이라 부르기도 한다)은 두 의약품의 흡수 양상이 비슷하고 생체이용률(bioavailability)이 유사한 경우를 뜻한다. 달리 말하면 두 의약품을 같은 용량으로 투여했을 때 최고혈중농도(peak concentration)와 혈중농도시간곡선하면적(area under the concentration-time curve)이 유사한 경우를 말한다. 통계학적으로는 최고혈중농도와 혈중농도시간곡선하면적의 기하평균비율(geometric mean ratio)의 신뢰구간이 0.8과 1.25 사이에 위치할 때 '유사'하다고 판단한다.

는다. 자료독점권은 원개발사의 상품이 시장에서 독점적으로 판매되도록 보장해주기 때문에 시장독점권market exclusivity이라고도 불린다. 하지만 일단 자료독점권 기간이 만료되면 약물의 안전성과 효능 자료는 공개되며, 규제기관은 이 자료를 활용하여 후발 제약사의 제네릭을 허가한다. 결국 〈해치-왁스만법〉은 제약기업의 신약 개발 의지를 보존하면서도 제네릭이 시장에 진입하는 장벽을 낮추는 효과를 가져왔다.

생물학적동등성시험을 통한 효능 및 안전성 입증

제네릭은 오리지널 의약품의 '복제약'이다. 제네릭은 유효성분, 효능, 안전성, 복용 방식, 적응증, 제형이 기준의약품과 동일한 의약품으로 치료적동등성therapeutic equivalence***을 만족하는 경우 대체 사용이 가능한 의약품을 말한다.[7] 따라서 규제기관이 제네릭을 기준의약품과 '동일한' 의약품으로 인정하려면 레이블label에 따라 처방한 어떤 상황에서도 임상적으로 유의미한 차이가 발생하지 않아야 한다.

*** 제네릭이 생물학적동등성과 약제학적동등성(pharmaceutical equivalence)을 인정받으면 치료적동등성을 확보하게 된다. 약제학적동등성은 유효성분이 같고 제형이나 투여 경로 등 약물의 효과에 영향을 미치는 여타의 요소가 동일한 경우를 뜻한다. 미국에서는 제네릭이 치료적동등성을 인정받은 경우 오렌지북(Orange book)에 등재한다.

제네릭 개발의 핵심은 기준의약품이 허가를 받기 위해 원개발사가 이미 수행했던 임상시험을 후발 주자가 반복하지 않음으로써 개발 비용의 중복 투자를 막는 데 있다. 따라서 규제기관과 제약기업의 주 관심사는 막대한 개발 비용이 투입되는 전임상시험 및 임상시험 단계다. 제네릭을 기준의약품의 '복제약'으로 허가하려면 전임상시험과 임상시험을 반복하지 않으면서도 제네릭이 기준의약품만큼 효과적이고 안전함을 입증할 자료가 필요하다.

생물학적동등성시험bioequivalence test 또는 생동성시험은 이런 목적에 적합하다. 생물학적동등성은 비교하는 두 약물의 흡수 속도와 총 폭로exposure 정도가 동등함을 뜻한다. 따라서 생물학적동등성시험에서는 약물 흡수에 영향을 미치는 약제학적 성과 biopharmaceutical performance가 같은지 확인한다. 다시 말해 유효성분이 체내로 흡수되는 속도*와 폭로** 정도가 유사하면, 체내에서 유효성분의 약동-약력학적 특성이 같다고 간주해 제네릭이 기준의약품과 유사한 효과나 안전성을 보이리라 기대한다.

---

* 약물의 흡수 속도는 약물 투여 후 최고혈중농도에 반영된다.
** 약물의 폭로 정도는 혈중농도시간곡선하면적으로 가늠한다.

바이오의약품의 '제네릭' 개념 부재

2000년대 이후 여러 바이오의약품의 특허가 만료됨에 따라 제네릭 바이오의약품을 둘러싼 관심이 커졌다. 그러나 제네릭 바이오의약품을 허가하는 원칙이 확립되고 관련 법률이 제정되기까지는 거의 10년을 기다려야 했다. 제네릭 바이오의약품이 합성의약품 제네릭처럼 효과적이고 안전한지 확신하기 어려웠기 때문이다.

바이오의약품의 복잡한 구조 때문에 합성의약품에서는 문제가 되지 않던 새로운 규제 쟁점이 발생했다. 앞서 설명한 대로 합성의약품은 주성분, 함량, 제형이 기준의약품과 같고 생물학적동등성이 입증되었을 때 제네릭으로 허가받게 된다. 그러나 바이오의약품은 애초에 '동일한' 의약품을 생산할 수 없다. 심지어 같은 생산 시설 안에서도 세포를 배양하는 탱크에 따라 이른바 로트 간 변이lot-to-lot variability라 부르는 변이가 발생한다. 배양액의 온도나 산성도, 용존산소량이 미세하게 달라도 단백질이 다르게 접히고 번역후변형에 영향을 미칠 수 있다. 따라서 후발 제약회사가 생산하는 바이오의약품이 기준바이오의약품과 동일하리라는 기대는 현실적이지 않다. 의약품 분석의 관점에서 보면 바이오의약품과 제네릭은 잘 어울리는 한 쌍은 아니다.

그래서 대안으로 제시된 개념이 바이오시밀러다. 2009년 미국에서 제정된 〈바이오의약품 가격 경쟁 및 혁신법Biologics Price Competition and Innovation Act〉에 따르면 바이오시밀러는 생물유사성biosimialnty이 확인된 의약품이다. 여기서 생물유사성이란 첫째, 임상적 비활성 요소의 작은 차이에도 불구하고 기준바이오의약품과 효능 면에서 상당히 유사하며 둘째, 의약품의 안전성, 순도, 역가가 기준바이오의약품과 비교해 임상적으로 유의미한 차이가 없는 경우를 의미한다.[8]

간추리면 바이오시밀러는 임상 자료로 판단할 때 기준바이오의약품과 충분히 유사한 의약품을 말한다. 가능한 모든 환자 집단에서 유의미한 임상 효과 차이가 없다면 유사성이 인정되며 바이오시밀러로 허가받을 수 있다. 물론 바이오시밀러도 바이오의약품이기 때문에 다른 바이오의약품과 마찬가지로 "공정이 곧 제품"이라는 기조 속에서 총체적으로 생산-관리돼야 한다.

제네릭과 바이오시밀러 사이의 규제적 차별

바이오시밀러는 생물학적동등성 대신 생물유사성 개념을 도입했을 뿐, 언뜻 제네릭과 본질적인 차이는 없는 듯하다. 그러나 복잡한 약물 구조 때문에 바이오시밀러는 제네릭과는 분명히 다른 방식으로 규제되고 있다. 특히 약물 구조의 특성을 온전하게 분석하지 못하므로 규제기관에선 구조 분석의 취약함으로 발생할지도 모를 안전상의 불확실성에 대비해 추가적인 조치를 취한다. 가령 생동성시험만 실시하고 허가를 받을 수 있는 제네릭과 달리, 바이오시밀러는 1상 및 3상 임상시험을 실시해야 한다. 시판후안전성조사postmarketing surveillance도 당연히 제네릭보다 바이오시밀러에서 더욱 까다롭고 광범위하다.

또한 치료적동등성을 확보한 제네릭은 오리지널 의약품을 대체해 처방이 가능하다. 그러나 어떤 경우에 기준바이오의약품을 대신해 바이오시밀러를 처방할지는 아직 원칙이 정립되지 않았다. 현재 바이오시밀러는 처방자(의사)의 동의 없이 기준바이오의약품을 대체할 수 없다. 바이오시밀러도 결국은 "공정이 곧 제품"인 바이오의약품이기 때문에 생산 공정은 물론, 생산 시설이 다른 기준바이오의약품과 동일하게 취급할 수 없기 때문이다.

생물학적동등성을 입증한 제네릭은 기준의약품과 동일한 고유명nonproprietary name으로 불린다.* 고유명이 같기 때문에 제네릭과 기준의약품은 시장에서 구별되지 않고, 따라서 자유로운 가격 경쟁을 촉발할 수 있다. 반면 바이오시밀러를 허가할 때는 기

---

* 의약품은 동시에 여러 이름을 가진다. 약물의 분자 구조에 기반한 화학명(chemical name), 세계보건기구(WHO)에 의해 지정되는 고유명(International Nonproprietary Name, INN), 제약회사가 붙인 상품명(brand/trade name) 등이 있다. 고유명에는 약물의 분류군에 따라 정해진 접두사나 접미사를 붙이기도 한다. 가령 항바이러스제 약물의 고유명에는 '-vir'이라는 접미사가 공통적으로 붙는다.

준바이오의약품의 고유명에 생산자 정보를 접미사로 붙여 이름을 짓는다.* 예를 들어 필그라스팀filgrastim의 바이오시밀러인 산도스Sandoz사의 작시오Zarxio는 'filgrastim-sndz'라는 고유명을 얻었다. 소비자는 'sndz'라는 접미사만으로도 이 제품이 바이오시밀러이며 산도스사의 제품임을 알 수 있다. 이렇게 제조사를 고유명에 명시하면 시판 후에 대규모 약물유해반응이나 효능 차이가 발생했을 때 원인을 추적할 수 있다.

반면 후발 바이오의약품이 기준바이오의약품과 다른 이름을 써서 환자와 의사가 이미 사용해오던 기준바이오의약품을 선호하게 만드는 차별을 조장한다는 주장도 있다. 바이오시밀러와 기준바이오의약품 사이에 품질과 가격 경쟁이 원활하게 일어나지 않아 바이오시밀러의 시장 진입이 어려워진다는 것이다. 결국 바이오시밀러를 기준바이오의약품과 다르게 명명하게 되면 실제적인 효능이나 안전성과는 관계없이 의료비 절감에 차질이 생긴다.

---

* 미국 FDA의 경우에 해당한다. 한국을 포함하여 유럽의 많은 나라에서는 바이오시밀러와 기준의약품을 같은 고유명으로 허가한다.

바이오베터를 바이오시밀러와 구분하는 이유

제네릭과 바이오시밀러는 각각 기준(바이오)의약품과의 동등성 및 유사성을 입증해야 판매 허가를 받을 수 있다. 오리지널 의약품은 일반적으로 위약을 대조군으로 삼아 비교 임상시험을 실시하는 반면, 제네릭과 바이오시밀러의 임상시험에서는 기준이 되는 오리지널 의약품을 대조군으로 선택하는 이유다.

하지만 오리지널 바이오의약품보다 우월한 효능이나 안전성을 보여야 하는 바이오베터biobetter는 바이오시밀러가 아니다. 바이오시밀러와 달리, 바이오베터는 이미 허가받은 의약품을 대조군으로 비교 임상시험을 실시한다. 주 관심사도 효능과 안전성의 유사성이 아니라 오리지널 바이오의약품 대비 우월성이다.

제네릭과 바이오시밀러는 오리지널 의약품과 시장 경쟁을 통해 약가를 낮추지만, 바이오베터는 새로운 오리지널 의약품으로서 기준바이오의약품의 약가를 낮추는 데 별다른 기여를 하지 못할 가능성이 크다. 그리고 엄밀히 말하면 바이오베터는 특정한 의약품의 후발 의약품follow-on drug이 아니기에 '기준바이오의약품'이라고 부를 만한 의약품도 없다.

현재 많은 국내 제약회사는 바이오베터를 마치 비싸게 팔 수 있는 바이오시밀러처럼 이야기한다. 그러나 바이오베터는 온전한 신약이다. 개발 과정도 바이오시밀러와 비교도 안 될 정도로 길고 험난하다. 바이오베터로 의약품 허가를 받으려면 신약 개발에 필요한 모든 전임상시험과 임상시험을 다 마쳐야 하기 때문이다. 결국 바이오베터는 '차세대 바이오시밀러'나 '진보된 바이오시밀러'가 아니다. 바이오베터를 바이오시밀러로 오인하면 자칫 바이오시밀러가 오리지널 의약품에 비해 '우수하지 않다'는 잘못된 인상을 받을 수 있다.

8장 — 바이오의약품 시장의 전망

2015년에 개발된 신약 물질 중에 바이오의약품의 75%(12개 중 9개)가 희귀의약품으로 허가를 받았고, 희귀의약품 중 약 40%(24개 중 9개)가 바이오의약품이었다. 전체 의약품 허가에서 희귀의약품이 차지하는 비중이 50%에 미치지 못하고, 전체 의약품 시장에서 바이오의약품의 점유율이 20% 정도인 상황을 고려하면 희귀의약품과 바이오의약품의 개발 영역이 많이 겹친다는 사실을 짐작할 수 있다. 흥미롭게도 희귀의약품 개발과 적응증 확대를 통한 수익 증대라는 모델은 제약기업의 인수합병과도 연관이 있다.

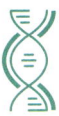

전체 의약품 시장에서 바이오의약품이 차지하는 비중은 크다. 예를 들어 2016년에 전 세계에서 가장 많이 팔린 10개의 블록버스터 의약품 중 7개가 바이오의약품이었다. 그러나 허가된 의약품의 수로 보면 바이오의약품이 전체 의약품 시장을 장악했다고 보기는 어렵다. 1982년부터 2013년까지 FDA는 총 868개의 신분자신약물질 New Molecular Entities, NMEs 을 허가했는데 이 중 777개가 전통적인 합성의약품이었다.[1] 바이오의약품은 10%인 91개에 불과했다.

그럼에도 불구하고 바이오의약품의 성장세를 부정하기는 어렵다. 2000년대에 들어 바이오의약품의 개발 비중은 계속 증가해 2015년에는 전체 개발 중인 의약품의 1/4에 이르렀다.[2]

90년대 중반에 허가되어 20년가량 시장을 점유해온 블록버스터 바이오의약품의 특허가 차례대로 만료되면서 바이오시밀러 시장도 열리는 중이다. 더욱이 바이오의약품과 바이오시밀러의 개발 경험이 쌓이고 관련 규제와 제도가 정립되면서 제약기업이 우려하던 불확실성 문제도 줄어드는 추세다.

결국 바이오의약품 시장의 성장 가능성을 이해하려면 난편적인 통계 자료에 의존하기보다, 제약 시장에 영향을 미치는 규제와 산업 동향을 먼저 파악해야 한다. 특히, 개발 비율과 시장 점유율보다 월등히 높은 바이오의약품의 블록버스터 점유율은 바이오의약품 특유의 지위를 잘 보여준다. 현재 바이오의약품이 시장에서 많이 팔리는 이면에는, 제약기업의 수가 꾸준히 감소하는 중에도 개발 중인 신약 물질의 숫자는 오히려 증가하는 추세와 연관이 깊다. 아울러 '치료받을 권리'가 강조되면서 규제기관이 희귀병 의약품 개발을 적극적으로 지원하는 상황도 한몫했다.

인수합병과 희귀의약품 중심의 신약 개발 활성화

최근 제약산업에는 인수합병이나 판권 거래가 빈번히 발생하는 추세다. 1970년 이후 여러 바이오텍biotech 회사가 신설됐지만 이 회사들은 점차 늘어나는 개발 비용을 버티지 못하고

1990년대 이후 활발히 인수합병에 참여했다(그림 8-1). 개발 능력을 갖춘 새로운 제약기업의 시장 진입이 드물어지고 기존 제약기업도 퇴출이나 피인수, 또는 합병의 형태로 빠른 속도로 시장에서 빠져나갔다. 그러면서 2000년 이후 전체 제약기업의 수가 빠르게 감소했다. 이러한 추세는 제약 시장에서 주요한 역할을 담당하던 거대 제약기업이 더는 블록버스터 의약품 개발을 중심으로 한 수익 모델에 의존하지 않기 시작했다는 사실을 반영한다.

제약기업 간의 인수합병이 증가한 현상을 설명하는 또 다른 키워드는 '바이오의약품'이다. 책 전반에 걸쳐 강조했지만 바이오의약품은 구조가 복잡하기 때문에 개발부터 허가, 생산에 이르기까지 총체적으로 관리돼야 한다. 요컨대 바이오의약품을 생산하고 판매하려면 다양한 영역을 망라하는 기술과 경험, 노하우가 필요해서 벤처 제약회사가 자력으로 '온전한' 성공을 거두기는 쉽지 않다. 더욱이 바이오의약품으로 허가를 받으려면 미리 대규모 생산 시설을 갖춰야 하는데, 자본 규모가 작고 생산 노하우가 부족한 사업 초기의 바이오벤처에는 비용이나 경험 면에서 벅찬 요구 사항이다. 예를 들어 생산설비의 규모나 투자 자금을 결정하려면 의약품을 어느 나라에서 판매할지 정하고, 의약품 제조 및 품질관리 기준인 GMP~Good Manufacturing Practice~를 포함한 규제의 변화나 판매량과 유효 기간을 고려해 생산량

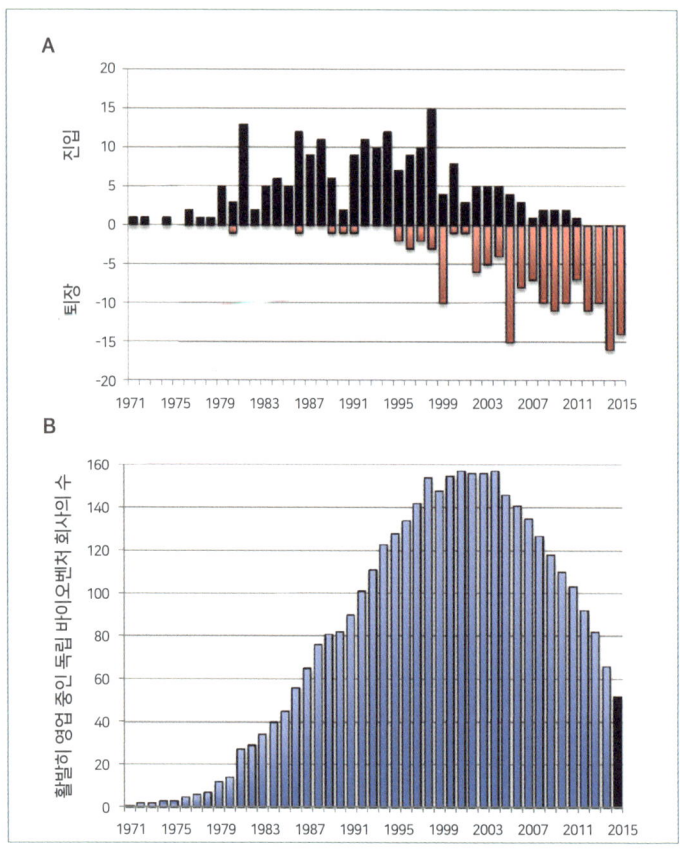

그림 8-1 1971년부터 2015년까지 바이오벤처 기업의 시장 진입·퇴장 추세. A는 FDA로부터 신약 허가를 받은 바이오벤처 기업의 시장 진입·퇴장 추세를 보여준다. 검은색 막대는 해당 연도에 설립된 회사의 수를 나타내고, 빨간색 막대는 시장에서 R&D 활동을 단념하거나 인수합병된 회사의 수를 나타낸다. B는 R&D 활동을 계속하는 바이오벤처 기업의 수를 보여준다. 2000년부터 활발한 인수합병에 의해 바이오벤처 기업의 수가 빠르게 감소했다. [출처: Kinch MS. "2015 in review: FDA approval of new drugs". *Drug discovery today* 2016;21(7):1046-1050.]

을 예측해야 한다. 결국 임상시험을 진행하는 중에 최종 허가를 받지 않은 상태에서 허가 이후의 판매 전략이나 규제 변화를 함께 고려해야 한다. 따라서 시장 경험이 없는 벤처 제약기업이 정밀한 사업계획에 기반해 개발을 진행하기는 어렵다. 대신 자금력이 충분해 소위 '딥포켓_{deep pocket}'을 보유하고 판매와 마케팅에서 충분한 경험을 가진 거대 제약기업이 강점을 발휘하게 된다. 이에 바이오의약품의 초기 개발에 성공한 벤처 제약기업은 더욱 큰 규모의 제약기업과 판권을 공유하거나 아예 인수합병되는 과정을 통해 자금과 시장 예측력의 열세를 해결하려는 시도가 잦아졌다.

바이오의약품을 제약 시장의 주요한 키워드로 만든 또 다른 상황이 있다. 의료비를 낮추라는 정치적 입김이 세지면서 '치료받을 권리'가 인권의 한 부분으로 강조되기 시작했다는 현실이다. 이러한 현실은 희귀병을 치료하는 의약품을 개발하거나 소아를 대상으로 임상시험을 실시할 때, 허가 기준을 완화하거나 추가 재정 인센티브를 제공함으로써 의료의 사각지대를 제거하기 위한 규제 개혁으로 이어지고 있다.

이러한 흐름 중에서도 희귀의약품_{orphan drug} 개발을 향한 각국 정부의 적극적인 지원에 주목해볼 만하다. 희귀의약품은 환자 수가 매우 적은 희귀병을 치료·예방하는 데 사용하는 의약품을 가리킨다. 환자 수가 '적다'는 정의는 보건 정책의 방향성이나 인구 규모에 따라 다르지만 미국은 전체 인구 중 20만 명 이하, 일본은 5만 명 이하, 그리고 한국은 2만 명 이하가 기준이다.

희귀의약품이 성공적으로 개발되면 해당 희귀질환을 앓는 환자의 삶과 건강이 크게 증진되겠지만, 사실 시장 규모가 워낙 작기 때문에 기업 입장에서는 개발 비용을 환수할 정도로 큰 수익을 내기 어렵다. 그래서 희귀병은 환자 수가 적다는 기준으로 정의하기도 하지만, 동시에 '손익에 근거해 의약품 개발 결정을 내리는 것이 합리적이지 않은 질병'을 의미하기도 한다. 시장 규모가 작으면 희귀의약품이 허가를 받더라도 환자의 경제적 부담이 커진다. 뿐만 아니라 희귀의약품을 개발할 경험과 실력을 갖춘 전문가를 찾기 어렵고, 임상시험 대상자를 확보하기는 더욱 어렵다.

하지만 점차 인권과 평등이 중요하다는 인식이 확장되면서 희귀병 환자도 다른 질병을 앓는 이들과 동일한 수준으로 치료받을 수 있어야 한다는 주장이 널리 받아들여지고 있다. 즉 경제적 유인이 충분하지 않아도 윤리적이며 정치적인 이유에서 희귀의약품을 개발해야 할 당위가 존재한다. 이러한 주장이 타당하다고 받아들여지면서 유럽과 미국 등 선진국에서는 발병률이 낮아 관련 과학 지식과 치료법이 부재하거나 치료 시설이 부족한 희귀병을 대상으로 국가 지원을 늘리기로 했다.

희귀병의 국가 지원을 공식화한 대표적인 예로 1983년에 미국에서 제정된 〈희귀의약품법orphan drug act, ODA〉이 있다. 이 법은 허가받은 희귀의약품에 7년 동안 시장독점권을 부여하며, 연구지원금과 세금공제 혜택을 제공한다는 규정을 골자로 한다. 개발 유인이 충분하지 않은 상황에서 국가가 경제적 인센티브를 제공함으로써 희귀의약품 개발을 장려하는 정책인 것이다. 일반적으로 신물질 신약에 시장독점권이 5년간 부여된다는 사실을 고려할 때, 〈희귀의약품법〉의 인센티브는 매우 강력한 셈이다. 제약기업은 희귀의약품을 개발함으로써 새로운 치료 영역에서 개발과 판매 경험을 확보할 수 있으며, 규제적 이점과 연구비를 보조받으면서 새로운 '파이프라인'을 확보하게 된다.

또한 일단 희귀의약품이 개발된 뒤에는 적응증 확대indication extrapolation*라는 방식으로 시장 규모를 늘릴 수도 있다. 예를 들어 레미케이드Remicade나 아바스틴은 적응증 확대를 통해 희귀의약품에서 블록버스터 의약품으로 변모한 사례다. 레미케이드는 처음에 크론병을 치료하는 희귀의약품으로 허가되었다가 점차 류마티스관절염, 건선관절염으로 적응증을 확대하면서 블록버스터 의약품으로 성장했다. 또한 로슈Roche사의 아바스틴도 처음에는 신장세포암종을 치료하는 희귀의약품으로 허가를 받았

---

* 적응증이 의약품이 치료 목적으로 투여되는 증상과 질환을 의미하므로, 적응증 확대란 개발된 의약품의 알려지지 않은 치료 효능을 규명하는 작업을 의미한다.

지만, 이후 다른 고형암을 치료하는 적응증을 추가해 블록버스터 의약품이 됐다.

희귀의약품이 시장에서 선전하는 이면에는 고혈압, 고지혈증, 당뇨처럼 일차 진료에서 주로 처방되는 의약품 시장이 포화하면서, 블록버스터 의약품을 출시해 개발 비용을 환수하는 방식이 더 이상 작동하지 않게 된 상황과도 관련이 깊다. 따라서 희귀의약품을 개발하면서 규제 장벽을 우회하고 정부로부터 연구 지원도 받아 일단 시장에 진입한 이후, 점차 적응증을

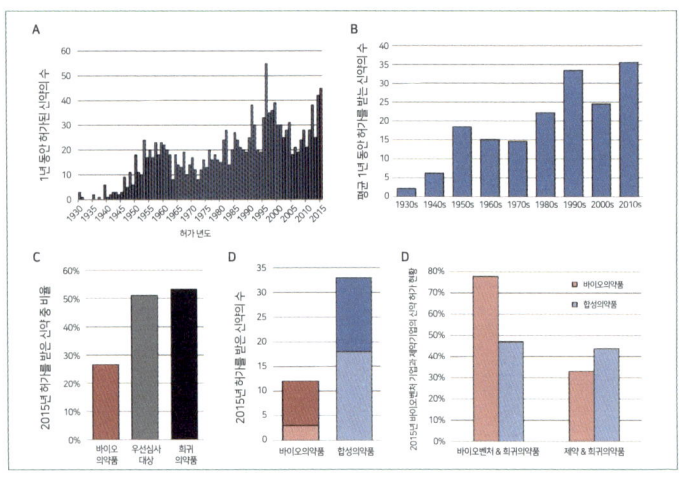

그림 8-2 2015년 FDA 허가를 받은 신분자신약물질 현황. 2015년 허가된 신약의 반 이상이 희귀의약품이었다. D에서 진한 색깔 막대는 허가된 신약 중 희귀의약품의 비중을 나타내는데, 2015년 허가받은 바이오의약품의 75%가량이 희귀의약품이었다. 또한 바이오벤처 기업의 바이오 희귀의약품 개발이 두드러졌다. [출처: Kinch MS. "2015 in review: FDA approval of new drugs". *Drug discovery today* 2016:21(7):1046-1050.]

확대해 수익성을 키우는 개발 모델이 제약기업 사이에 널리 퍼지기 시작했다. 실제로 2015년에는 한 해 동안 FDA로부터 허가를 받은 치료 물질 45개 중 절반 이상이 희귀의약품일 정도로 희귀의약품 시장은 빠르게 성장하고 있다(그림 8-2).

희귀의약품을 거론하는 이유는 바이오의약품이 희귀의약품 개발과 밀접한 연관을 맺고 있기 때문이다. 가령 1982년 최초의 단일클론항체의약품이 만들어진 이후, 바이오의약품의 절반 정도가 희귀의약품으로 허가를 받았다. 뿐만 아니라 1983년 〈희귀의약품법〉이 제정된 이래 2002년까지 허가된 232개의 희귀의약품 중 50개가 바이오의약품이었다.[3] 2015년에 개발된 신약 물질 중에서는 바이오의약품의 75%(12개 중 9개)가 희귀의약품으로 허가를 받았고, 희귀의약품 중 약 40%(24개 중 9개)가 바이오의약품이었다. 전체 의약품 허가에서 희귀의약품이 차지하는 비중이 50%에 미치지 못하고 전체 의약품 시장에서 바이오의약품의 점유율이 대략 20% 정도인 상황을 고려하면, 희귀의약품과 바이오의약품의 개발 영역이 많이 겹친다는 사실을 짐작할 수 있다.

흥미롭게도 희귀의약품 개발과 적응증 확대를 통한 수익 증대라는 모델 또한 제약기업의 인수합병과 연관 있다. 희귀의약품을 개발하려면 연구 역량이 고도로 집중되어야 한다. 따라서 초기 개발 과정에는 희귀 질병에 특화된 작은 벤처 기업이 강세를 보인다. 그러나 점차 개발 후반부로 갈수록 파이프라인을 확보하고 적응증을 확대해 사업 규모를 늘리는 데에 익숙한 거대 제약기업이 유리하다. 결국 벤처 제약기업은 초기 개발을 진행한 바이오의약품의 판권을 큰 제약기업에 팔거나, 회사를 합병하는 과정을 거쳐 비-희귀의약품으로 적응증 확장을 시도한다. 실제로 사노피는 2011년 희귀의약품 개발에 특화된 젠자임Genzyme을 합병했다. 마찬가지로 2009년 화이자는 이스라엘 제약기업인 프로탈릭스가 개발한 고셔병치료제 유플라이소Uplyso의 이스라엘 외 전 세계 판권을 사들여, 블록버스터 신약 개발이 아닌 새로운 수익 모델을 시험하는 중이다.

결국 바이오의약품 시장이 성장하게 된 데에는 희귀의약품 개발을 독려하는 제도 및 재정 인센티브, 처음부터 블록버스터 신약을 개발하는 대신 희귀의약품으로 허가를 받아 적응증을 확대하는 새로운 수익 모델의 등장, 바이오벤처와 대형 제약기업 사이의 판권 양도 및 인수합병이 큰 영향을 미친 셈이다. 이러한 추세는 앞으로도 지속될 전망이다.

블록버스터 의약품으로 변신하는 바이오의약품

이처럼 '치료받을 권리'의 강조는 희귀의약품은 물론, 바이오의약품 개발이 촉진되는 결과를 낳았다. 하지만 바이오의약품은 고가이기 때문에 약가 조정의 대상에서 벗어나기 어렵다.

 고가의 바이오의약품이 의료비를 올리는 주요 원인이라고 간주해 이를 개선하려는 노력이 전 세계적으로 이루어지고 있다. 2008년 미국 오바마 행정부에서 바이오의약품 가격 경쟁 및 혁신법인 〈BPCIA Biologics Price Competition and Innovation Act〉를 제정한 것이 대표적인 예다. 뿐만 아니라 바이오시밀러 개발이 적극적으로 장려되고 있으며, 2017년 초에는 FDA에서 오리지널 바이오의약품과 상호 교환해 사용할 수 있는 바이오시밀러의 조건을 제시했다. 이처럼 규제기관에서 바이오시밀러에 큰 관심을 보이는 이유는 바이오의약품 시장이 빠르게 성장하면서 피할 수 없었던 약가, 더 나아가 의료비 상승 문제로 인한 것으로 보인다.

 높은 가격을 둘러싼 정치적 압박과 규제기관의 움직임에도 불구하고 바이오의약품은 여전히 제약회사에 매력적으로 다가온다. 바이오의약품의 높은 가격 때문이다. 물론 규제와 허가 제도가 언제 어떻게 바뀔지 모른다는 불확실함과 거대한 투자 규모는 부정적으로 작용한다. 그럼에도 불구하고 여전히 많은 제약기업이 바이오의약품 개발에 뛰어드는 이유는 바이오의약품이 블록버스터 의약품의 수익을 유지할 수 있는 대안으로 부상했기 때문이다.

 1년 매출액이 10억 불 또는 1조 2천억 원을 넘기는 의약품을 '블록버스터 의약품'이라고 부른다. 평균적인 의약품 개발 비용을 3조 원으로 잡더라도 블록버스터 의약품으로 키울 수 있다면 채 3년을 넘기지 않고도 투자 비용을 회수할 수 있다는 말이다. 사실 오랫동안 블록버스터 의약품은 천문학적 신약 개발비를 가장 확실하게 보상해주었다. 현재 시장을 점유하고 있는 소위 '빅파마big pharma'가 거대한 자금력을 보유하게 된 이면에도 블록버스터 신약이 자리한다.

그러나 개발에 실패한 의약품의 투자 비용까지 회수해야 하기 때문에 블록버스터 의약품 모델이 제대로 작동하려면 주기적으로 '잭팟'이 터져야 한다. 문제는, 최근에 의약품 개발의 효율성이 떨어지면서 블록버스터 의약품을 지속적으로 개발할 수 있으리라는 기대를 충족하기 더욱 어려워졌다는 사실이다. 더욱이 제네릭 개발 노하우가 축적되면서 합성의약품 시장에서 블록버스터 의약품이 독점적으로 수익을 올리는 기간도 짧아졌다.

개인맞춤의료도 블록버스터 의약품의 지위를 위협한다. 질환의 특성이 더 자세히 나뉘고 유전형에 따라 환자의 질병형을 세분하기 시작하면서 이전에는 같은 종류라고 여기던 질병도 범주를 달리하게 됐다. 그로 인해 블록버스터 의약품이 안정적인 매출을 유지하기 어려운 상황을 맞았다. 다시 말해, 블록버스터 의약품을 개발하기는 어려워지고 설혹 개발에 성공했다하더라도 이전에 누리던 넓은 판매 시장과 오랜 기간 누리던 독점적 지위는 옛말이 됐다.

바이오시밀러 개발은 활발하지만 개발 효율은 낮다. 기준(바이오)의약품 대비 개발 비용이나 가격 경쟁력을 보더라도 바이오시밀러는 제네릭보다 사업성이 떨어진다. 더군다나 바이오시밀러는 온전한 '제네릭'이 아니기 때문에 합성의약품 시장에서 후발 주자에 주어지는 이점도 얻지 못한다. 이처럼 바이오시밀러의 개발을 저해하는 요소로 인해 바이오의약품은 더욱 긴 기간 동안 독점적인 지위를 유지할 수 있다. 따라서 2016년 상위 10개의 블록버스터 의약품 중에서 7개가 바이오의약품이라는 통계는 바이오의약품이 새로운 시대의 블록버스터 의약품으로 자리매김하는 현실을 잘 반영한다.

바이오시밀러 개발 비용 문제

'제네릭' 바이오의약품이 부재한 상태에서 고가의 바이오의약품이 계속해서 개발되면서 의료비가 폭발적으로 증가했다. 이에 2008년에 오바마 행정부는 〈건강보험개혁법〉의 일환으로 바이오의약품 가격 경쟁 및 혁신법인 〈BPCIA〉을 제정했다. 〈BPCIA〉는 의료비 증가 추세를 되돌리기 위한 노력 중 하나로 양질의 바이오시밀러 도입을 명문화했다.

약가 부담을 완화할 것이라는 기대와는 별도로, 바이오시밀러를 성공적인 바이오의약품으로 키우려면 적어도 두 가지 문제에 직면한다. 첫째, 제네릭과 달리 바이오시밀러는 시장 진입 이전 단계에서 개발 비용을 절감하는 효과가 그리 크지 않다. 둘째, 제네릭과 달리 바이오시밀러는 시장에 진입한 이후에도 오리지널 의약품과 가격 경쟁을 벌여야 한다.

양질의 제네릭은 가격 경쟁을 통해 오리지널 의약품의 가격을 낮추고 결국 환자의 의약품 접근성을 향상했다. 물론 제네릭의 무분별한 시장 진입을 허용하면 제약기업의 신약 개발 의지가 꺾일 수 있다. 〈해치-왁스만법〉은 원개발사에는 독점권과 특허 기간의 연장을 허용하고, 후발 주자에는 원개발사의 영업 비밀에 해당하는 임상시험 자료에 의존해 제네릭 허가를 받을 수 있는 가능성을 열어줌으로써 균형을 맞추고자 했다. 또한 완전히 새로운 유효성분을 포함한 의약품에 5년 동안 신물질 독점권new chemical entity exclusivity을 제공한다. 반면에 최초로 시장 진입에 성공한 제네릭에도 180일의 제네릭독점권을 부여함으로써 원개발사와 후발 주자를 모두 배려한다.

이미 오리지널 의약품이 시장을 독점하고 있는 상황에서 후발 주자가 비용이 많이 드는 임상시험을 다시 수행해 시장에 진입하기란 쉽지 않다. 사회 전체로 볼 때도 동일한 유효성분이 포함된 의약품을 대상으로 임상시험을 반복한다면 자원을 낭비하는 셈이다. 물론 제약산업 전체의 효율도 낮아진다. 따라서 불필요한 절차와 과학적으로 꼭 필요하지 않은 자료 제출 요구를 생략한다면 제네릭의 개발 비용은 줄고 결국 의료비를 절감할 가능성도 커진다.

하지만 제네릭과 달리 바이오시밀러의 경우 개발 비용 감소가 두드러지지 않는다. 바이오의약품의 생산 과정에 내재적 변이$_{\text{inherent variability}}$가 불가피하게 발생할 뿐만 아니라, 구조를 분석하는 기술이 확립되지 않아 기준바이오의약품과의 동등성을 확인하는 과정이 길고 복잡하기 때문이다. 본래 의약품 사이의 동등성은 어떤 환자에서도 기준바이오의약품과 바이오시밀러가 동일한 임상적 결과를 보인다는 걸 의미하므로 바이오의약품처럼 조성과 구조 분석에 한계가 존재하면 반복적인 임상시험 수행이 불가피하다. 따라서 바이오시밀러를 개발하는 데 드는 투자 비용은 제네릭과 비교할 수 없을 정도로 크다.

더욱이 바이오시밀러 임상시험을 실시하려면 대조약으로 사용할 오리지널 바이오의약품을 구매해야 하는데, 여기에 드는 비용이 환자 1인당 연간 1억 원에 육박한다. 이런 비용 부담을 덜기 위해 바이오시밀러 대신에 바이오베터, 즉 새로운 바이오의약품으로 제품 개발을 시도하기도 한다. 물론 이 경우는 바이오시밀러가 아니므로 기준바이오의약품을 대체하여 사용될 수 없고, 새로 임상시험을 설계해야 하는 부담이 뒤따른다. 하지만 기준바이오의약품이 아닌 위약과 비교 임상시험을 진행하기 때문에 어느 정도 임상시험 비용을 절감할 수 있다.

바이오시밀러 가격 경쟁 문제

제네릭과 오리지널 합성의약품 사이의 가격 경쟁은 효과적으로 약가를 낮춘다. 제네릭이 출시되면 대개 6개월 안에 오리지널 의약품의 판매가 75% 이상 줄어들고, 전체 가격은 제네릭 출시 이전 대비 40% 이상 감소한다.[4,5]

그러나 바이오시밀러의 가격 하락 효과는 미미하다. 미국에서 최초로 승인된 바이오시밀러인 작시오는 출시 6개월 동안 오리지널 바이오의약품인 뉴포젠Neupogen의 판매량을 단지 10%밖에 낮추지 못했다. 가격 감소도 15%에 불과했다. 물론 작시오가 첫 번째로 허가받은 바이오시밀러다 보니, 시장과 소비자의 거부감이 작용했을 가능성이 크다. 그럼에도 불구하고 작시오 사례는 바이오시밀러의 시장 진입과 가격 경쟁이 결코 순탄치 않음을 잘 보여준다.

가격 경쟁을 통해 오리지널 기준의약품의 가격이 내려가야 국가 전체의 약제비 지출이 줄어든다. 그런데 가격 경쟁이 제한돼 약가를 충분히 낮출 수 없다면 바이오시밀러를 개발하는 의미가 퇴색된다. 더군다나 바이오시밀러의 시장 경쟁력이 낮아지면 후발 주자의 개발에도 부정적 영향을 끼칠 가능성이 크다.

결국 핵심은 현행 규제 제도에서 바이오시밀러는 바이오'제네릭'이 아니라는 사실이다. 생동성시험을 통해 허가만 받으면 사실상 동일한 의약품으로 취급되는 제네릭과는 상황이 많이 다르다. 무엇보다 바이오시밀러는 제네릭처럼 대체 조제가 가능한substituted 의약품이 아니다. 의사가 오리지널 바이오의약품을 처방하면 약사가 임의로 바이오시밀러를 조제할 수 없다. 의사의 명시적 처방을 약사가 임의로 바꾸지 못하게 한 이유는 규제 관점에서 볼 때 바이오시밀러가 아직은 새로운 종류의 의약품으로서 여전히 많은 불확실성을 안고 있기 때문이다.

바이오베터가 대안인가?

이처럼 높은 개발 비용과 제한된 가격 경쟁으로 인해 제약기업이 선뜻 바이오시밀러 개발에 뛰어들기는 어렵다. 물론 블록버스터 바이오의약품의 특허가 만료됐거나 만료될 예정이라 바이오시밀러 시장이 더 커질 가능성은 있다. 하지만 바이오시밀러는 여전히 사례별case-by-case로 허가되기 때문에 규제의 불확실성이라는 위험을 감수해야 한다.

한편 오리지널 의약품을 소유한 제약기업은 다양한 특허 연장 전략으로 후발 주자의 시장 진입을 방해하기도 한다. 이미 특허를 받은 의약품이라도 후속 개량 발명이 뒷받침되면 특허 연장이 가능하다. 의약품의 적응증을 확대하거나 투약 빈도를 줄여주는 제형을 개발해 특허 연장을 하는 경우가 많다. 에버그리닝evergreening은 이러한 특허 연장 전략을 가리키는 용어다.

에버그리닝은 후발 복제약의 시장 진입을 의도적으로 막는 행위로 비난받기도 한다. 더군다나 이미 특허 연장의 근간이 될 새로운 발명을 해놓고도 짐짓 모른 척하다가 후발 제약기업이 복제약 경쟁에 뛰어들 시점에 특허를 연장한다면 비난을 피하기 어렵다. 그러나 의약품의 특성을 개량했을 때 특허 연장을 해주는 이유는 그만큼 환자에게 돌아갈 이익이 크기 때문이다. 에버그리닝 전략에 무조건 시비를 걸 일은 아니다. 한편 후발 주자 입장에서 오리지널 바이오의약품의 특허가 연장되면 바이오시밀러 개발에 적색등이 켜진다.

이러한 맥락에서 혹자는 오리지널 바이오의약품의 특성을 일부 개선한 바이오베터가 바이오시밀러의 대안이 될지 모른다는 기대를 할 수 있다. 오리지널 의약품의 특허가 만료되길 기다리지 않고도 바이오베터의 개발을 진행할 수 있고, 에버그리닝 같은 불안 요소도 없기 때문이다.

그러나 7장에서 강조했던 대로 바이오베터는 바이오시밀러가 아니어서 기준이 되는 오리지널 바이오의약품을 대체해 사용할 가능성은 완전히 제로다. 뿐만 아니라 효능, 안전성, 가격을 두고 시장에서 오리지널 바이오의약품과 아주 치열한 경쟁을 벌여야 한다. 바이오베터가 바이오시밀러의 대안이 될 수 있다는 예상은 아직 성급해 보인다.

바이오시밀러의 미래

개발과 시장 진입을 가로막는 위험 요소에도 불구하고 바이오시밀러 시장은 빠르게 성장하고 있다. 바이오시밀러를 도입하면 약가가 낮아지리라는 기대감도 여전하다. 바이오시밀러를 개발하는 후발 주자가 취할 수 있는 전략의 선택지가 풍부해서 그렇다.

바이오의약품의 경우 "공정이 곧 제품"이므로 생산 기술을 혁신적으로 개선하더라도 공정을 전면적으로 개선하기 힘든 오리지널 바이오의약품은 혁신 기술의 수혜를 받기 어렵다. 그러나 후발 주자는 혁신 기술을 활용해 생산 효율을 높이고 비용을 절감함으로써 기준바이오의약품과의 경쟁에서 우위를 점할 수 있다.

제네릭에 비하면 바이오시밀러는 아직 걸음마 단계 수준이다. 제네릭 도입을 촉발한 〈해치-왁스만법〉은 거의 40년 전에 제정됐지만 바이오시밀러 개발의 토대를 제공한 〈BPCIA〉는 2010년에야 등장했다. 미국 최초의 바이오시밀러인 작시오가 출시된 지 채 5년이 안 된다. 오랜 역사를 가진 제네릭에 비해 개발과 규제의 모든 면에서 바이오시밀러가 부족할 수밖에 없는 상황이다.

앞으로 더 많은 바이오시밀러가 개발되면서 오리지널 바이오의약품 못지않은 효능과 안전성을 입증하고 약가 감소에도 기여한다면 바이오시밀러에 대한 일반 대중의 인식도 크게 개선될 것이다. 당연히 바이오시밀러를 대하는 규제기관의 입장도 더욱 호의적으로 변할 수 있다.

9장 — 바이오의약품의 새로운 규제 쟁점

FDA는 상호대체가능성을 도입함으로써 바이오시밀러가 높은 개발 장벽을 성공적으로 뛰어넘은 뒤에도 시장에서 기준바이오의약품과의 경쟁에 어려움을 겪는다는 이중고를 해결하려고 한다. 상호대체가 가능한 바이오시밀러는 이전보다 더욱 면밀한 허가 과정을 거치겠지만, 처방한 의사에게 사전 고지나 동의를 받지 않고도 약사가 대체 조제를 할 수 있으며, 기준바이오의약품의 적응증을 자동으로 물려받음으로써 시장 경쟁력을 확보할 가능성이 높다.

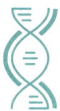

바이오의약품이 첫 번째 허가를 받은 지 벌써 30년이 넘었다. 그러나 바이오의약품의 허가 제도와 규제를 둘러싼 논쟁은 여전히 뜨겁다. 현재 바이오의약품을 허가하는 기본 원칙은 사례별 접근법이다. 바이오의약품이 치료 대상으로 삼는 질병이나 주요 활성 물질의 화학적·생물학적 특성에 따라 안전성과 효능을 검토하는 데 고려해야 할 사안이 다르기 때문이다.

뿐만 아니라 바이오시밀러가 생물유사성을 인정받으려면 제네릭의 생동성 인정에 필요한 임상시험보다 훨씬 많은 수의 임상시험을 실시해야 한다. 물론 바이오시밀러가 판매 허가를 받기 위해서는 기준바이오의약품과 구조나 물성, 생물학적 활성이 유사하다는 사실도 보여야 한다.

바이오의약품을 허가하는 전 세계 규제기관들은 아직까지도 보수적인 태도를 보이며 명확한 가이드라인을 제시하지 않는 경우가 많다. 바이오의약품을 허가해본 경험이 부족해서다. 바이오의약품의 허가 및 규제 제도에는 분자 수준의 질병 기전 이해와 세분된 질병분류체계가 반영돼야 해서 규제기관이 개발에 앞서 미리 어떤 기준을 제시하기도 사실상 쉽지 않다.

새로운 기술이 개발되고 지식이 발전하더라도 규제기관이 혁신을 규제나 제도의 형태로 앞서 도입하는 경우는 흔하지 않다. 규제기관은 대신 과학 발전의 경향이나 추세를 살피며 큰 그림에서 따라가는 식으로 보수적 입장을 취하기 마련이다. 결국 바이오의약품 개발은 규제기관이 생명과학 분야의 기술 혁신을 얼마나 빨리 의약품 허가 제도에 반영하느냐에 달린 셈이다. 그러나 지금처럼 규제기관이 바이오의약품 허가에 잠정적인 기준만을 제시한다면, 신약 개발자는 새로운 의학지식을 의약품 개발에 적용할 때 규제나 제도가 불비한 상황에 맞닥뜨릴 수 있음을 알아야 한다.

이번 장에서는 최근 바이오시밀러와 관련해 중요한 주제로 부상한 상호대체가능성interchangeability과 일반적인 바이오의약품의 생산에 중요한 의미를 갖는 설계기반 품질고도화 개념을 소개하며, 규제기관이 빠르게 변화하는 지식 및 기술 발전에 어떻게 대응하는지 알아보겠다.

바이오시밀러와 상호대체가능성

2017년 1월 FDA에서는 '기준의약품과 상호대체가능성을 입증하기 위한 고려 사항 Considerations in Demonstrating Interchangeability with a Reference Product'이라는 지침을 발표했다.[1] 이 지침은 기준바이오의약품을 대신해 바이오시밀러를 사용하려면 어떤 시험을 거쳐야 하는지, 어떤 결과를 얻어야 하는지 서술한다. 지침의 서문에서 밝히듯, 상호대체가능성이 논의의 주제로 부상한 배경에는 2009년 오바마 행정부에서 통과된 〈BPCIA〉가 있다.

바이오의약품을 사용하면서 치료 가능한 질병이 많아졌고 의약품의 효능과 안전성도 혁신적으로 개선됐다. 하지만 가격이 비싸서 환자 모두가 바이오의약품을 사용하지는 못한다. 이처럼 낮은 접근성은 바이오의약품의 혁신성을 제한한다. 분명히 바이오시밀러는 바이오의약품끼리 가격 경쟁을 유발해 약가를 낮출 수 있다는 잠재력을 지녔음에도 불구하고, 8장에서 논의한 대로 바이오시밀러가 제네릭만큼 약가 인하 유인을 제공할지는 아직 미지수다.

구조를 분석하기 어려운 탓에 규제기관은 바이오의약품의 품질 보증에 아주 엄격한 기준을 적용한다. 또한 바이오시밀러는 기준바이오의약품과 '매우 유사 highly similar'하다고 인정을 받더라도 의료 현장에서 '대체 사용 substitution'되는 단계에는 아직 이르지 못했다. 즉 의사가 오리지널 바이오의약품을 처방했을 때

약사가 임의로 바이오시밀러를 대신 조제할 수 없다.

개발자 입장에서 보면, 바이오시밀러는 허가를 받기도 쉽지 않고 설령 허가를 받더라도 시장에서 오리지널 기준의약품과의 경쟁이 만만치 않은 이중고를 겪어야 해서 매력이 반감된다. 국가와 규제기관의 입장에서도 바이오시밀러를 허가하는 데 상당한 규제 비용을 지불했음에도 불구하고 바이오시밀러가 시장에 도입돼 약가를 낮추고 공공보건을 증진할지 확실하지 않은 상황이 벌어진다면 이를 반길 리 없다. 이런 와중에 FDA는 2017년 새로운 지침을 통해 기준바이오의약품을 바이오시밀러로 대체할 수 있는 가능성과 조건을 제시함으로써 변화의 물꼬를 텄다. 이는 당연히 바이오시밀러의 미래 전망을 밝게 한다.

FDA가 상호대체 가능한 바이오시밀러를 어떻게 정의했는지 살펴보기에 앞서 바이오시밀러로 허가받는다고 기준바이오의약품과 상호대체가능성을 인정받는 게 아니라는 사실을 먼저 강조할 필요가 있다. 혹자는 바이오시밀러가 이미 기준바이오의약품과 통용되는데 무엇이 다르냐며 되물을 수 있다. 그러나 FDA는 '어떤 환자에서도 in any given patient' 기준바이오의약품과 동일한 임상적 효과를 보여야 바이오시밀러의 상호대체가능성을 인정하겠다는 입장이다.

상호대체가능성이 인정되면 의사가 기준바이오의약품, 즉

오리지널 바이오의약품을 처방하더라도 상호대체가능성을 인정받은 바이오시밀러를 약사가 대신 조제할 수 있다. 마찬가지로 의사도 바이오시밀러 처방을 자제하던 보수적 입장에서 벗어날 가능성이 크고, 바이오시밀러가 시장에서 매출 확대를 도모할 기반이 마련된다. 바이오시밀러 매출이 확대되면 국가 역시 약가 하락을 기대할 수 있다.

물론 바이오시밀러의 상호대체가능성을 입증하려면 더욱 엄밀한 연구와 임상시험을 거쳐야 한다. 전술한 FDA의 지침에 따르면, 바이오시밀러가 기준바이오의약품을 대체하려면 치료전환시험switching study에서 안전성과 효과를 입증해야 한다고 규정한다. 즉 환자가 기준바이오의약품과 바이오시밀러를 교대로 사용하더라도 기준바이오의약품을 계속해서 사용하는 경우와 비교했을 때 약물의 특성(약력학·약동학적 특성), 효능, 안전성에서 중요한 차이가 발견되지 않아야 한다. 또한 FDA는 기준바이오의약품의 적응증 중에서 안전성의 차이를 찾아낼 수 있는 가장 민감한 질병 집단을 대상으로 치료전환시험을 수행하라고 권고한다. 아직 상호대체가능성을 인정받은 바이오시밀러가 없는 만큼 규제기관은 조심스러운 입장을 취할 수밖에 없다.

FDA는 아직 상호대체가능성을 평가하는 명확한 기준을 제시하지 않았고, 바이오시밀러 허가 경우처럼 사례별 접근을 취하겠다고 밝혔다. 다만 허가 과정에서 얻어진 근거를 종합적으로 평가함으로써 유연하고 효율적인 기준을 적용한다는 기본 입장은 제시했다.[2] FDA는 이를 '근거를 통합해 평가하기_{totality of evidence}'라는 함축적 원칙으로 표현했다.

하지만 FDA의 이런 입장은 신약 개발자에게 의약품의 특성과 임상적 효과 간 관계를 밝히라고 압박하는 메시지를 에둘러 표현하는 것이기도 하다. 7장에서 설명했듯이, 생물학적동등성 개념이 바이오시밀러에 맞지 않는 이유는 바이오의약품의 구조를 분석하고, 더 나아가 구조와 기능 사이의 관계를 밝히는 작업이 아주 어렵기 때문이다. 그럼에도 불구하고 FDA는 바이오의약품의 구조를 분석하고 구조-기능 관계를 밝히는 정도에 따라 다른 기준을 적용하겠다고 밝힘으로써 과학적 근거에 기반해 규제 비용을 효율적으로 배분하려는 의지를 표명했다.

상호대체가 가능한 바이오시밀러와 적응증 확대

FDA는 상호대체가 가능한 바이오시밀러는 '모든' 환자에서 기준바이오의약품과 동일한 임상 효과를 가져야 한다고 요구한다. 따라서 상호대체가능성을 인정받은 바이오시밀러는 당연히 기준바이오의약품이 허가받은 적응증 '모두'에 사용될 수 있다. 상호대체가능성을 인정받게 되면 기준바이오의약품과 동일한 범위의 적응증을 허가받는다는 뜻이고, 이는 개개 적응증

마다 임상시험을 수행하지 않아도 된다는 말이다. 이와 같은 적응증 확대 인정이 바이오시밀러를 개발하는 후발 주자에게 얼마나 큰 장점인지 이해하려면 바이오의약품에서 적응증 확대가 얼마나 핵심적인 시장 전략인지를 인지해야 한다.

블록버스터 크론병치료제인 인플릭시맙을 예로 들어보자. 인플릭시맙은 2016년 전 세계에서 다섯 번째로 많이 팔린 대표적인 블록버스터 바이오의약품이다. 인플릭시맙은 강력한 염증성 사이토카인인 종양괴사인자알파$_{TNF-α}$의 혈중농도를 낮춰서 염증반응을 억제하므로 자가면역질환인 크론병을 치료하는 데 매우 효과적이다. 종양괴사인자알파는 염증반응을 유발하는 핵심 인자여서 인플릭시맙은 자가면역질환인 류마티스관절염, 궤양성대장염과 같은 다른 질병으로 적응증을 확대했다. 그리고 이러한 적응증 확대에 힘입어 인플릭시맙은 블록버스터 치료제 반열에 올랐다.

그렇다면 기준바이오의약품이 적응증을 확대할 때 바이오시밀러는 기준바이오의약품이 '새로' 확보한 적응증을 자동으로 부여받을까? 현재 FDA 기준에 따르면 바이오시밀러의 자동 적응증 확대는 불가능하다. 바이오시밀러는 기준바이오의약품의 확대된 각 적응증 환자 집단을 대상으로 개별 임상시험을 진행해야 한다. 하지만 상호대체가 가능한 바이오시밀러는 기준바이오의약품과 동일한 적응증을 갖게 될 뿐만 아니라, 기준바이오의약품이 추가로 허가받은 적응증 역시 (그 정의상으로는) 자동으로 얻게 된다.

이렇듯 FDA는 상호대체가능성을 도입함으로써 바이오시밀러가 높은 개발 장벽을 성공적으로 뛰어넘은 뒤에도 시장에서 기준바이오의약품과의 경쟁에 어려움을 겪는다는 이중고를 해결하려고 한다. 상호대체가 가능한 바이오시밀러는 이전보다 더욱 면밀한 허가 과정을 거치겠지만, 처방한 의사에게 사전 고지나 동의를 받지 않고도 약사가 대체 조제를 할 수 있으며, 기준바이오의약품의 적응증을 자동으로 물려받음으로써 시장 경쟁력을 확보할 가능성이 크다.

하지만 예상과 다르게 많은 제약기업에서 FDA의 상호대체가능성 개념 도입에 반발하고 있다. 허가 지침이 구체적이지 않다는 불만도 있지만, 더 큰 이유는 상호대체가 가능한 바이오시밀러로 허가를 따로 또는 추가로 받아야 한다면 기존의 바이오시밀러 허가는 대체 무엇이냐는 논리다. 제약기업은 바이오시밀러가 기준바이오의약품과 얼마나 유사해야 의사의 동의가 없어도 교체될 수 있는지, 또한 대체 사용이 가능한 의약품과 그렇지 않은 의약품 사이에 명확한 구분이 가능한지 되묻는다.

설계기반 품질고도화

의약품이 허가를 받았다고 해도 여전히 해결해야 할 문제가 남아 있다. 환자에게 투여하기 이전은 물론, 투여한 이후에도 치료 효과를 보일 때까지 의약품의 품질이 유지되어야 한다. 20년 이상 미국 FDA 의약품평가연구센터 Center for Drug Evaluation and Research, CDER 책임자를 역임한 재닛 우드콕 Janet Woodcock 박사는 좋은 품질의 의약품을 '소비자에게 약속한 효능과 안전성을 재현하며 오염 물질이 포함되지 않은 의약품'이라고 정의했다.[3] 결국 의약품은 환자를 위한 제품이며, 제약회사는 레이블에 기술된 효능과 안전성이 실제로 구현되도록 품질을 유지해야 한다.

의약품이 레이블에 적힌 대로 약효를 내려면, 무엇보다 임상 현장에서 환자에게 투여한 약이 임상시험에서 사용하던 것과 같은 품질의 의약품이라는 확신이 필요하다. 이처럼 의약품 품질의 동일성을 보장하려면 의약품의 생산 공정을 잘 통제해서 오염 물질이 유입되지 않도록 차단해야 한다. 의약품의 품질을 보증하기 위해(즉 의약품이 레이블에 명시된 대로 효능과 안전성을 보이기 위해) 각종 생산 공정과 절차를 정의한 기준과 원칙을 CMC Chemistry, Manufacturing, Controls라고 한다. 그리고 CMC 분야에서 마련한 생산 과정 기준을 cGMP current Good Manufacturing Practice라고 한다.

우드콕 박사는 "현재 cGMP, 즉 생산 과정을 통제하는 기준이 레이블에 적힌 효능과 안전성을 보장하는가?"라고 되묻는다. 의약품의 품질을 유지하려면 생산 공정을 모니터링할 때 활용하는 통제 변수를 적절히 선정해야 한다. 만일 통제 변수가 적절하지 못하다면 생산 공정을 아무리 엄격히 통제하더라도 레이블에 적힌 효능을 보장하지 못한다. 날카로운 칼을 만들려고 하는데 칼날을 다듬지 않고 손잡이만 다듬어서는 안 되는 것과 유사한 논리다. 결국 우드콕 박사의 주장은 의약품의 품질을 관리하려면 제조 공정과 관련된 어떤 변수가 개발 과정에서 알아낸 주요 약물 특성과 연관되는지 알아야 한다는 논리를 요약한 셈이다. 만약 어떤 통제 변수가 중요한지도 모르고 제조 공정을 통제한다면 '좋은 의약품'을 만드는 것과 상관없는 비용을 낭비하게 될 수도 있다.

물론 현재의 의약품 품질관리는 완제의약품 검사를 중심으로 이루어진다. CMC나 원료물질 시험, 공정별 검사in-process material testing도 중요하지만, 결국 의약품의 품질을 결정하는 최종 단계는 완제의약품의 물리화학적 특성을 검사하는 일이다. 이때 어떤 물리화학적 특성을 검사할지는 규제기관과 신약 개발자가 만든 제품 규격에 명시되어 있다. 이처럼 완제의약품의 주요 특성을 검사함으로써 품질을 보증하는 의약품 품질관리 방식을 시험기반 품질고도화Quality by Testing, QbT라고 한다.[4]

우드콕 박사가 현재의 제조 공정관리가 다소 임의적이라며 비판했듯이, 의약품의 임상 효과와 연관되지 않은 의약품 특성을 시험 변수로 삼는다면 시험기반 품질고도화 역시 레이블에 적힌 품질을 보증하려는 목적과 상관없는 작업이 될지도 모른다. 의약품이 정해진 규격에 맞지 않으면 제조사는 대규모 리콜을 시행해 제품을 폐기해야 할 처지에 놓인다. 물론 임상적으로 유해한 의약품은 폐기하는 게 마땅하다. 그러나 임상적으로 문제없는 의약품을 규격에 맞지 않는다는 이유로 계속해서 폐기하고 리콜한다면 이는 의약품 공급 부족으로 이어질 수 있다.

결국 제조 공정 변수나 의약품 특성, 임상 효과 사이의 관계를 모른다면 의약품 품질과는 무관하게 제조 공정을 통제하고 의약품 특성을 검사할 위험이 있다. 만약 생산 과정의 통제와 완제의약품 검사가 필요 이상으로 엄격하거나 환자가 처한 위험 요소와 무관하다면, 이는 효율적인 의약품 공급을 방해해 소비자의 부담으로 이어질 수 있다. 더욱이 중요도에 따라 위험 요인을 분류하지 못하고 각 위험 요인에 동등한 수준의 규제 자원을 투입하는 건 효율적인 규제라고도 할 수 없다. 이러한 문제를 해결하기 위해서는 의약품 규격 중에서 임상적으로 중요한 요소를 선별하고 생산 공정에서 역시 임상적 효과와 연관된 생산 변수를 추출해 이를 중심으로 통제 업무를 수행해야 한다.

설계기반 품질고도화Quality by Desgin, QbD라는 품질관리 개념은 이러한 배경에서 등장했다. 설계기반 품질고도화는 기존의 시험

기반 품질고도화와 달리, 의약품의 임상적 성능에 주요한 특성이 되는 변수를 골라내 이를 중심으로 품질을 관리한다. 이러한 주요 특성 변수를 핵심품질특성Critical Quality Attributes, CQA이라고 부른다.[5] 핵심품질특성을 결정하려면 임상적 성능에 미치는 영향과 검출 가능성을 종합적으로 평가해야 한다.

핵심품질특성에 영향을 미치는 제조 공정 관련 변수를 주요공정변수Critical Process Parameter, CPP라고 한다. 시험기반 품질고도화가 완제의약품의 특성을 분석해 위해를 평가한다면, 설계기반 품질고도화는 핵심품질특성과 주요공정변수를 선정하여 제조 공정을 통제하는 방식으로 품질관리를 한다. 따라서 설계기반 품질고도화 방식의 품질관리는 생산 과정을 감시하고 원료 물질, 공정별 산물의 물리화학적 특성을 분석함으로써 실시간으로 품질을 보증한다. 결국 설계기반 품질고도화를 실현하려면 임상적 특성부터 생산관리 요소에 이르기까지 총체적 관계성이 드러나야 하므로 부서 간 협력이 필수적이다.

이처럼 설계기반 품질고도화는 생산 과정에서 발생할 수 있는 위험을 분석해 위해 요소를 조기에 발견함으로써 품질을 보장한다. 기존의 시험기반 품질고도화는 발생할 수 있는 거의 '모든' 위험을 통제하려고 하기 때문에 상대적인 위험도 차이에 따라 규제 자원을 효율적으로 배분하기 어렵다. 반면 설계기반 품질고도화에서는 위해요소와 위중도를 미리 목록으로 만들어 이를 근거로 적절한 통제 범위를 설정한다. 핵심품질특성과 주요공정변수를 선정했다면 충분한 안전성과 효능을 확보하기 위해 어떤 생산 변수를 얼마나 통제해야 하는지 과학적으로 결정할 수 있다. 이때 임상적 성능을 보장하는 주요공정변수의 허용 범위를 설계 공간design space이라고 부른다.[6]

설계기반 품질고도화의 커다란 장점은 생산 공정이 설계 공간을 벗어나지 않는 한에서 새로운 생산 기술을 자유롭게 적용할 수 있다는 점이다. 완제의약품을 중심으로 품질을 보증하는 시험기반 품질 보증 방식에서는 제조 공정이 바뀔 때마다 규제기관에 보고해야 한다. 또한 제약회사는 공정이 바뀌면서 함께 변하는 의약품의 특성이 효능이나 안전성에 의미 있는 차이를 초래하지 않음을 입증해야 한다. 반면 설계기반 품질고도화에서는 이미 임상적 성능과 제조 공정 변수 사이의 관계를 알기 때문에 설계 공간 내에서 제조 공정을 변화할 때 규제기관에 일일이 보고하지 않아도 된다. 따라서 규제기관은 불필요한 규제 비용을 절약할 수 있으며, 제약회사도 보다 적극적으로 혁신 생산 기술을 공정에 적용하게 된다.

바이오의약품의 설계기반 품질고도화

설계기반 품질고도화를 실현하면 생산 공정에 적극적으로 기술 발전을 적용할 수 있고 규제 비용을 효율적으로 배분하게 된다. 또한 설계기반 품질고도화는 품질 보증을 둘러싼 과학적 의사 결정이라는 점에서 미래를 책임질 품질관리체계로 꼽힌다.

설계기반 품질고도화는 상호대체성 논의와 함께 부상한 '생물동등성' 논란을 해결하기 위한 실마리가 될 수 있다. '제네릭' 바이오의약품이 없는 이유는 결국 바이오의약품의 물리화학적 특성을 통제하는 것만으로는 임상적 성능을 보장할 수 없어서다. 따라서 어떤 공정 관련 변수가 바이오의약품의 품질 특성과 임상적 효능에 영향을 미치는지 알 수 있다면 "공정이 곧 제품"이라는 보수적인 품질관리 기준에서 벗어날 수 있다. 또한 명시적으로는 '기준바이오의약품과 동일한 수준의 효능과 안전성'이라 정의하고 실제로는 사례에 따라 차이를 두던 생물동등성 개념을 구체적 지침으로 정리할 수 있을지 모른다.

물론 바이오의약품을 생산하는 데 수많은 변수가 존재하기 때문에 주요공정변수를 고르는 일은 만만치 않다. 세포를 배양하고 단백질을 추출하는 데에도 수많은 변수가 존재하며 단백질의 번역후변형에서 일어나는 변이가 임상적으로 의미 있는 변화를 초래할지도 모른다.

제넨테크사가 개발한 퍼제타$_{Perjeta}$는 바이오의약품 분야에서 첫 번째로 설계기반 품질관리를 신청한 사례다. 퍼제타는 퍼투주맙$_{pertuzumab}$이라는 단일클론항체의약품인데, HER2 양성 유방암의 치료제로 개발됐다. 퍼투주맙은 유방암세포 표면에 있는 HER2라는 수용체에 붙어서 암세포 분열을 억제한다. 제넨테크사는 퍼투주맙이 항체의존세포매개세포독성인 ADCC를 통해 면역세포를 유인해 암세포를 죽인다는 사실을 밝혀냈다 (BOX 4 참고).

그런데 퍼제타 생산 중에 일어나는 번역후변형의 정도에 따라 ADCC 활성 수준이 달라졌다. FDA는 제조 공정 중에 번역후변형이 달라지는 정도를 확인하고 이러한 변이가 ADCC 활성에 미치는 영향을 파악하도록 요구했다. FDA의 요구에 따라 제넨테크사는 제조 공정 중에 발생한 번역 후 수정의 종류를 파악했다. 그러나 퍼제타의 번역후변형 정도가 ADCC 활성, 나아가 임상적 효능에 미치는 영향은 밝혀내지 못했다. 결국 제넨테크사의 첫 설계기반 품질고도화 시도는 실패로 끝났다.

퍼제타 사례는 바이오의약품 생산에서 주요공정변수를 추출하고 적절히 통제하는 일이 얼마나 어려운지 잘 보여주지만, 생명공학기술이 발전하면서 바이오의약품 분야에서 설계기반 품질고도화를 달성하는 날도 머지않았다.

10장

코오롱 인보사 사태와 한국 바이오의약품 산업

의약품 허가는 규제기관과 제약회사에서 거짓이나 조작 없이 정직하게 진행해야 하는 과학적 소통의 과정이다. 따라서 인보사 사태에서 2액이 연골세포라고 '잘못' 전제하고 진행한 허가 과정과, 이 과정에서 축적된 증거를 코오롱의 주장처럼 GP2-293 세포의 안전성과 효능을 파악하는 데 활용할 수는 없다. 임상시험을 실시하기 이전에 GP2-293이 안전하다는 타당한 근거를 전혀 제시하지 않았는데도 '신장세포' 인보사가 유발할 수 있는 다양한 안전성 문제를 어림짐작으로 종양원성 문제에 국한해서도 안 된다.

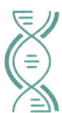

이 책의 앞부분에서 안전하고 효율적으로 바이오의약품을 개발하기 위해서는 어떤 생명공학기술과 의약품 규제가 필요한지 알아보았다. 관점을 약간 바꿔 이번 장에서는 의약품 규제 시스템이 제대로 작동하려면 어떤 사회적 토대가 필요한지를 다루겠다.

의약품 허가는 이해 당사자인 제약회사와 규제기관, 환자 집단이 과학적 근거에 기반을 둔 조정과 소통을 통해 의사결정을 내리는 과정이다. 따라서 각 이해 당사자의 역할을 이해하고 각자에게 요구되는 역량과 행동 원리를 파악한다면, 의약품 허가 과정에서 미처 예측하지 못한 문제가 발생했을 때 이를 훨씬 쉽게 해결할 수 있다.

다소 갑작스럽게 바이오의약품의 허가 제도를 둘러싼 사회적 토대를 검토하려는 이유는 2019년 상반기에 한국 바이오산업 전반을 위협하는 충격적인 사건이 벌어졌기 때문이다. 소위 '코오롱 인보사 사태'로 불리는 이 사건은 제약기업이 연구 윤리를 지키지 않고, 규제기관이 제출된 증거를 제대로 심사하지 않을 때 (또는 필요한 심사 능력을 지니지 못했을 때) 신약이 공공보건에 얼마나 위험할 수 있는지 잘 보여준다. 물론 코오롱 인보사 사태의 원인을 어디에서 찾고 어디까지 책임을 물어야 할지 판단하기는 아직 이르다. 그러나 한국 바이오의약품 산업계 전반에 미칠 인보사 사태의 영향을 검토하고 미래를 전망하는 일은 더 이상 미룰 수 없다.

경과

식약처는 2017년 7월에 코오롱생명과학의 골관절염 유전자치료제인 인보사-케이주를 허가했다. 인보사는 정상 연골세포인 1액과 형질전환 연골세포인 2액을 3대 1의 비율로 섞어 관절강에 주입하는 주사제다. 인보사의 2액은 사람의 연골유래세포에 형질전환 성장인자-베타1 Transforming Growth Factor-β1, TGF-β1 유전자를 도입했기 때문에 인보사-케이주는 세포치료제이면서 동시에 유전자치료제인 셈이다.

그런데 국내 허가를 받은 지 약 2년 뒤인 2019년 3월에 사단이 났다. 미국에서 인보사 허가를 받으려던 코오롱생명과학은 자체적으로 실시한 유전학적 계통 검사_{Short Tandem Repeat, STR} 결과를 근거로 인보사 2액의 주성분이 연골세포가 아니라 신장 유래세포주인 GP2-293라고 발표했다. GP2-293는 인간태아 신장세포_{Human Embryonic Kidney}(이하 HEK293 세포)에서 유래한 세포다.

인보사 2액을 만드는 과정에서 유전자를 삽입하려면 레트로바이러스를 배양해야 하는데, GP2-293은 이 과정에서 배양 패키징 세포_{packaging cell line}로 사용됐다. 문제는 HEK293 세포주가 종양을 일으킨다는 사실이다. 당연히 HEK293 세포에서 유래

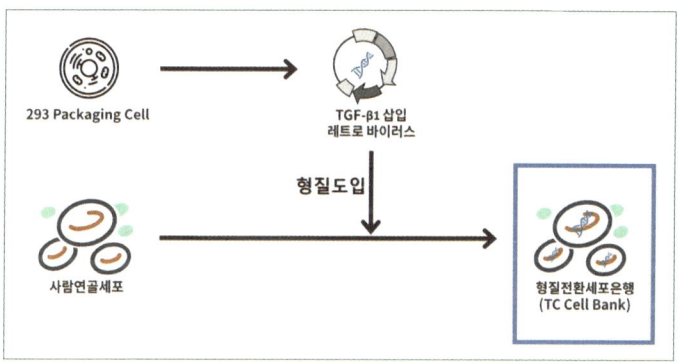

그림 10-1 인보사-케이주의 2액 형질전환세포 제조 공정. 코오롱생명과학은 사람 연골세포에 레트로바이러스를 활용하여 TGF-β1 유전자를 도입하고, 이를 2액 세포로 활용하고자 했다. 하지만 STR 검사 결과, 2액은 그림 오른쪽에 있는 형질전환이 된 연골세포가 아니라, 레트로바이러스를 생산하는 데 사용한 GP2-293 세포로 밝혀졌다. HEK293 세포에서 유래한 GP2-293 세포는 동물실험에서 종양원성(발암성)을 보였기 때문에 자연히 인보사의 종양원성 문제가 대두되었다. [출처: 코오롱생명과학.]

한 GP2-293의 발암성 또는 종양원성$_{\text{tumorigenicitiy}}$ 문제가 주목받았다.[1]

식약처는 뒤늦게 한국에서 시판된 인보사 제품을 수거해 자체적으로 STR 검사를 실시했다. 그 결과, 국내에서 허가한 2액 세포 역시 연골세포가 아니라 신장세포임을 확인했다. 결국 2019년 4월 15일에 식약처는 인보사의 제소와 판매를 중지하도록 코오롱에 요청했다.[2] 그러나 코오롱은 이미 2액 세포에 방사선을 조사하여 잠재적인 종양원성을 차단했기 때문에 2액 세포가 연골세포가 아닌, GP2-293 세포라도 암을 일으키진 않으리라고 주장했다.[3] 이러한 반박에 식약처는 코오롱이 인보사의 허가를 신청할 때 제출한 자료가 거짓이었고, 허가 이전에 2액 세포가 연골세포가 아님을 알고도 숨긴 사실을 문제 삼아 결국 2019년 5월 28일 인보사-케이주의 품목허가를 취소하고 형사고발 조치를 예고했다.[4]

의약품에 A 성분이 없는데도 A 성분이 들어 있다고 레이블에 표시하거나 반대로 있는데 없다고 표기하는 경우, 또는 실제로는 B 성분이 있는데 A 성분이 들어 있다고 레이블에 명시하는 경우를 '의약품부정표시$_{\text{misbranding}}$'라고 한다. 의약품부정표시는 명백한 범죄다. 식약처의 주장처럼 2017년 허가 당시, 코오롱생명과학에서 2액이 신장세포임을 알고도 레이블에 버젓이 형질전환 연골세포라고 표기했다면 이는 당연히 의약품부정표시에 해당한다.

좁은 의미에서 의약품부정표시는 의약품의 성분, 적응증 질환, 효능, 안전성, 투여용량이나 용법, 약물상호작용 정보가 허위로 레이블에 기재된 경우를 말한다. 하지만 보다 넓은 의미에서 의약품부정표시는 규제기관이 허가하지 않은 효능이나 적응증을 내세워 과장해 의약품을 홍보하는 경우도 포함한다. 예를 들어 허가 과정에서 치료 성분으로 인정받지 못한 성분inactive ingredient을 내세워 의약품을 판매·홍보한다면 이 역시 의약품부정표시에 해당한다.

뿐만 아니라 FDA는 의약품의 효능을 과대평가할 우려가 있는, 과도하게 화려한fanciful 이름도 규제한다. 사실 신장세포 오염 의혹이 제기되기 전부터 인보사는 넓은 의미에서 의약품부정표시라는 비판을 받았다. 인보사를 과연 유전자치료제로 부를 수 있느냐는 것이다. 유전자치료제라면 적어도 질병을 근본적으로 치료하는 효능을 기대할 수 있어야 한다. 그러나 관절염 환자의 통증을 미미하게 경감하는 효과 이외에 인보사가 관절의 구조를 정상에 가깝게 복원하거나, 관절염의 경과를 호전시킨다는 증거는 한 차례도 보고된 바 없다.

이 사실을 모른 채 인보사를 투여받은 환자와 코오롱생명과학의 주식을 매입한 소액투자자 집단은 각각 서울중앙지법에 손해배상 소송을 제기했다. 식약처는 코오롱이 인보사를 투여받은 전체 환자를 장기간 추적 조사하도록 명령하고, 향후 유전자치료제를 허가할 때 반드시 STR 검사를 실시하도록 했다.[5,6]

의의

코오롱생명과학은 인보사 투여가 암 발생으로 이어진다는 걱정은 기우라고 주장했다. 인보사 2액이 비록 GP2-293 세포라도 연골세포의 종양원성 문제를 미연에 방지하고자 제품 출하 이전에 방사선을 조사해 일정 기간이 지나면 세포가 죽는다는 사실을 확인했기 때문이라는 것이다. 아무리 인보사를 투여받은 환자와 투자자가 불안해하지 않도록 궁여지책으로 내세운 변명이라고는 해도, 인보사 허가에 가장 중요했던 근거가 사실이 아닌 것으로 밝혀진 상황에서 "이름만 바뀔 뿐 여전히 안전하다", "연골세포가 아니라도 효과가 있다"는 등의 주장은 코오롱이 과연 제약사로서 합당한 능력과 자질을 갖고 있는지 의심하게 만든다.[7]

임상시험은 허가 이전에 의약품의 안전성과 효능을 확인하는 최종적이고 결정적인 단계다. 임상시험을 제대로 설계하려면 이전 단계에서 수행했던 각종 물리화학적 검사, 세포실험, 동물실험, 비임상시험의 결과를 정확히 알아야 한다. 만일 인보사 2액에 들어 있는 세포가 연골세포가 아니라 발암성 위험을 가진 GP2-293임을 코오롱이 미리 알았다면, 당연히 임상시험 이전에 더 많은 비임상시험을 통해 정말 GP2-293이 안전한지를 밝혀야 했을 것이다.

의약품 허가는 규제기관과 제약회사에서 거짓이나 조작 없이 정직하게 진행해야 하는 과학적 소통의 과정이다. 따라서 2액이 연골세포라고 '잘못' 전제하고 진행한 허가 과정과, 이 과정에서 축적된 증거를 코오롱의 주장처럼 GP2-293 세포의 안전성과 효능을 파악하는 데 활용할 수는 없다. 임상시험을 실시하기 이전에 GP2-293가 안전하다는 타당한 근거를 전혀 제시하지 않았는데도 '신장세포' 인보사가 유발할 수 있는 안전성 문제를 어림짐작으로 종양원성 문제에 국한해서도 안 된다.

만에 하나 코오롱이 정말 임상시험을 수행하기 전에 2액 세포가 형질전환 연골세포가 아니라 암 발생 위험을 높일 수 있는 신장세포라는 사실을 파악하고도 이를 덮었다면, 임상시험 수행에 가장 중요한 윤리 원칙 중 하나인 '사전 고지된 대상자 사전동의' 원칙을 위반한 셈이다. 개발자가 확보한 임상시험과 시험약 정보의 일부 또는 가감·변형한 정보를 임상시험 참여자에게 제공했기 때문이다. 이는 질병이 나아 건강을 회복하고, 동시에 의학이 발전하길 바라는 희망에서 용감한 결정을 내린 임상시험 참여자의 신뢰를 무너뜨린 행위다. 나아가 미래의 환자가 임상시험에 참여하려는 의지를 꺾는 일이다. 이렇게 훼손된 신뢰가 과연 쉽게 회복될 수 있을까?

또한 코오롱 인보사 사태는 식약처가 규제기관으로서 적절한 심의 능력과 자질을 갖추고 있는지 의심하게 만든다. 앞에서 언급했듯 '유전자치료제'라는 이름에 걸맞는 효능을 내지 못하는 유전자치료제는 의약품부정표시 대상에 해당한다. 이 경우 FDA는 판매 허가를 내주지 않는다. 멋들어진 이름으로 의약품 허가를 받으려면 그 이름에 걸맞는 안전성과 효능을 입증하라는 당연한 요구다.

의약품부정표시를 제대로 평가하려면 규제기관이 상당한 전문성을 토대로 허가 자료를 심사해야 한다.[8] 식약처가 2액 세포의 원천을 파악하지 않은 채 인보사를 허가했다는 사실은, 세포치료제의 경우 세포의 원천이 제약회사의 주장과 동일한지 확인하기 위해 어떤 자료(인보사의 경우 STR 검사 결과)를 제출하도록 요구해야 하는지도 몰랐다는 의심이 들게 한다. 더욱이 이 의심은 인보사를 둘러싼 오랜 의약품부정표시 의혹에도 불구하고 미미한 통증 경감 효과 밖에 보이지 못하는 인보사를 최첨단 의약품 advanced therapies 중 하나인 유전자치료제라고 식약처에서 허가한 사실과 무관하지 않다.* 한 마디로 식약처가 세포치료제나 유전자치료제를 제대로 심의하고 허가할 능력을 갖췄는지 의문을 품게 한다.

상황이 이럼에도 불구하고 2019년 말 기준으로 전 세계에서 허가된 총 8개의 줄기세포치료제 중 절반인 4개를 식약처에서 허가했다는 사실은 놀랍고도 걱정스럽다.[9] 참고로 전 세계에서 줄기세포치료제 임상시험을 가장 많이 실시한 나라는 미국이지만, FDA에서는 아직까지 단 하나의 줄기세포치료제도 허가하지 않았다.

전망

코오롱 인보사 사태에서 확인된 낮은 윤리 의식이 한국 제약업계의 일반적인 수준이라고 볼 필요는 없다. 사태 해결을 위해 식약처가 빠르게 사후 대응한 조치도 긍정적으로 평가할 법하다. 인보사 허가는 취소됐고, 인보사를 개발하던 당시의 회장은 검찰 조사를 받는 중이다.

유사한 사태의 재발을 막으려면 무엇보다 의약품 허가 자료를 검토하는 식약처의 심의 능력이 제고되어야 한다. 제약기업

---

* 2017년 4월 식약처가 개최한 '1차 중앙약사심의위원회'에서 위원들은 코오롱에서 신청한 인보사의 효능이 기존 치료제의 효과와 비교해 월등하지 않으며, 유전자치료제로서 내재된 위험성이 있다고 판단해 허가를 내주지 않도록 권고했다. [출처: 김상기. 〈'인보사 사태' 예방할 수 있었는데… 식약처가 자초했다〉.《라포르시안》. 2019/04/18.] 그러나 코오롱생명과학은 보완자료를 제출했고, 두 달 뒤에 열린 2차 회의에는 5명의 전문가 위원이 추가되면서 '유전자치료제라고 구조적 개선을 입증할 필요는 없다'는 방향으로 종합 의견이 바뀌었다.

이 자료를 조작하거나 감추더라도, 만약 식약처가 조작된 자료를 찾아내고 제약기업의 잘못이나 의도적인 자료 누락을 추궁할 능력을 가졌다면 인보사 사태가 이렇게까지 확대되진 않았을 것이다. 하지만 그렇지 않아도 내부 전문인력이 모자라 어려움을 겪던 식약처가 과연 단기간에 심의 능력을 높일 수 있을지 의심스럽다. 더군다나 과중한 업무 부담은 식약처가 정작 중요한 심의에 쏟을 열정과 시간을 계속 빼앗을 게 틀림없다.

이런 상황에서 국내 바이오의약품 업계가 겪을 혼란과 어려움은 불 보듯 뻔하다. 벌써 인보사 사태로 인해 식약처가 불필요한 부분까지 과도한 간섭과 규제의 칼날을 들이댄다는 불평이 터져 나오고 있다. 문제의 핵심을 축소하는 방식으로 식약처가 반응한다면 모두가 패자로 전락할 뿐이다. 이제 막 한국에서 발아한 바이오의약품 산업의 미래를 어둡게 하는 단견이 될 우려가 크다.

바이오의약품 업계의 자성과 변신도 시급하다. 의약품 허가를 앞둔 시점에 원천 세포가 다르다는 사실을 알게 됐을 때 과연 다른 제약기업이었다면 불리한 자료를 은폐하지 않았을까? 엄청난 손해를 입더라도 환자의 건강을 최우선으로 여겨 큰 비용이 들어간 의약품 개발을 중단할 수 있었을까? 소수이기는 해도 제약기업의 윤리적 일탈을 견제할 제도적·법적 장치가 마련되어야 한다는 목소리가 힘을 얻는 이유다.

사실 고기술 산업 중에서도 제약산업은 '과분한' 신뢰를 받아왔다. 환자는 의약품이 어떻게 개발되고 생산되며 허가받는지 모르지만, 기꺼이 자신의 건강을 맡긴다. 의약품을 만들고 개발한 전문가와 허가 유무를 결정하는 규제기관을 신뢰하기 때문이다. 만일 식약처가 보증한 의약품 레이블이 거짓이라면 소비자는 과장·허위 광고의 잠재적인 피해자로 전락한다. 코오롱 인보사 사태를 수습하는 과정이 신뢰의 중요성을 깨닫고 이를 회복하는 시발점이 되기를 바란다.

11장

바이오의약품 주식에 계속 투자해야 할까?

대부분의 국내 제약회사가 바이오의약품 개발에 충분한 투자를 하기 어려운 현 상황에서 과학적 관점을 갖춘 투자자의 존재는 제약기업이 보다 장기적인 전망에서 신약 개발에 관련된 의사결정을 내리도록 촉구하는 데 핵심적인 역할을 할 수 있다. 더욱이 바이오의약품이 어떻게 개발되는지 이해하고, 개발 과정에서 얻어진 과학적 자료를 독해할 능력을 갖추게 된다면, 개인 투자자의 수익률도 결국은 높아지리라 기대한다.

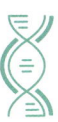

신약 후보물질을 발굴해 의약품으로 허가받기까지 대개 15년 이상 걸린다. 임상 개발 단계가 진행되면서 연구와 개발에 필요한 자금도 눈덩이처럼 불어난다. 임상시험은 신약 후보물질의 불확실한 효과와 안전성을 확인하기 위해 수행하는 만큼, 결과를 보기 전에는 그 누구도 성공 가능성을 장담할 수 없다.

전통적인 제약기업이든 아니면 바이오의약품에 집중하는 바이오벤처든, 투자금을 확보하고 신약 후보물질의 효과와 안전성을 입증하는 데 필요한 의학적 증거를 수집하는 과정에서 상당한 위험을 떠안아야 한다. 이런 상황에서 투자자가 제약기업의 개발 전략을 냉정하게 분석하고 투자 결정을 내린다면, 신약 개발의 전반적인 성공률을 높이는 데 중요한 기여를 할 수 있다. 신약 개발의 가능성을 정확히 평가해 투자를 결심하는 투자자가 많아진다면 제약회사도 투자를 받는 데에만 급급해 그럴듯한 홍보 문구를 꾸며내기보다는, 신약 개발을 위해서 적절한 결정을 내리고자 고심할 것이기 때문이다.

 이번 장에서는 투자 정보를 확보하는 데 어려움을 겪는 개인 투자자가 바이오의약품을 개발하는 회사의 주식에 투자를 결정하기 전에 참고할 만한 몇 가지 유용한 자료와 관점을 제안하고자 한다. 물론 이 제안을 충실히 따르더라도 바이오 주식 투자에 성공하리라는 보장은 없다. 이번 장에 소개할 원칙이 초보 투자자에게는 도움이 되겠지만, 모든 주식 투자에서 수익률을 보장할 만큼 일반화할 수는 없기 때문이다. 사실 급격하게 변동하는 시장 상황에 '항상' 들어맞는 투자 정보가 존재할 리 없다. 따라서 최종 판단은 개별 투자자의 몫이다.

 다만 한국 바이오의약품 시장에서 더욱 윤리적이고 합리적인 개발 관행이 자리 잡기를 바라는 마음으로 합리적인 바이오 주식 투자가 무엇인지 소개하는 것은 의미가 크다. 대부분의 국내 제약회사가 바이오의약품 개발에 충분한 투자를 하기 어려운 현 상황에서 과학적 관점을 갖춘 투자자의 존재는 제약기업이 보다 장기적인 전망에서 신약 개발에 관련된 의사결정을 내리게 하는 데 핵심적인 역할을 할 수 있다. 더욱이 바이오의약품이 어떻게 개발되는지 이해하고, 개발 과정에서 얻어진 과학적 자료를 독해할 능력을 갖추게 된다면, 개인 투자자의 수익률도 결국은 높아지리라 기대한다. 따라서 바이오의약품에 관심을 가지는 개인 투자자와 제약업계, 더 나아가서는 한국의 공공보건 모두에 도움이 될, 장기적이고 합리적인 투자 관점이 자리 잡기를 바란다.

신약 후보물질 탈락률과 제약기업의 의사결정

바이오 주식에 관심을 가진 투자자가 가장 먼저 살펴볼 숫자는 아무래도 시장 규모와 신약 후보물질의 탈락률_attrition rate_*이다. 특히 신약 후보물질의 탈락률을 통해 투자자는 개발 중인 의약품이 어느 정도의 확률로 현 단계에 도달했는지, 남은 과정에서 실패 확률은 얼마인지를 가늠할 수 있다. 또한 의약품의 세부 분류나 치료 영역에 따라 신약 후보물질의 탈락률이 보고되기 때문에, 이를 활용하여 좀 더 정확하게 성공 확률을 계산할 수도 있다.

이런 기대에는 신약 후보물질의 탈락(실패)이 마치 복권을 긁듯이 신약개발의 각 단계 결과를 공개할 때 자동으로 결정된다

---

* 신약개발의 각 단계에서 그다음 단계로 진행하지 못하고 개발을 포기하는 '실패율'을 지칭한다.

는 가정이 깔려 있다. 예를 들어, 임상시험 결과를 공개하면 바로 신약 후보물질의 운명이 결정된다고 믿는 식이다. 하지만 개발 초반 단계에서 다음 단계로 진행할지 말지는, 결과보다는 대부분 제약기업의 주관적인 '판단'에 따른다. 가령 1상 임상시험에서 개발 중인 항암제의 안전성은 확인되었지만 제한된 환자 집단이나마 기대한 만큼의 효능을 관찰하지 못한 경우를 생각해보자. 이 경우 제약기업은 투자를 계속하기로 결정하고 다음 단계의 임상시험을 실시할 수 있다. 어떤 경우에는 반대로 제약기업이 개발 중단 결정을 내리기도 한다. 사실 1상 임상시험의 주목적이 신약 후보물질의 안전성을 파악하는 데 있기 때문에 안전성이 확인됐음에도 2상 임상시험으로 진행하지 않겠다는 결정이 비논리적이라고 느껴지기도 한다. 그러나 제약회사가 개발 중인 신약 후보물질이 여럿이거나, 일부 후보물질의 개발을 보류해도 주가가 흔들리지 않을 정도로 수익 구조가 탄탄하다면 더 이상 개발을 진행하지 않을 수도 있다.

따라서 보고된 신약 후보물질의 탈락률을 주식 투자 결정에 활용하려면 투자 대상으로 고려한 제약기업이 이후 개발 과정을 중단할 수 있는 조건 또는 여력을 얼마나 갖추었는지 먼저 파악해야 한다. 만일 투자를 고려 중인 제약기업이 신생 바이오벤처이고, 개발 중인 신약 후보물질의 성패에 따라 그 기업의 흥망이 결정될 상황이라면, 아무리 만족할 만한 결과를 얻지 못하더라도 1상이나 2상 임상시험 단계에서 개발을 중단하기는 어렵다. 이런 상황에서 소위 '잘 나가는' 글로벌 제약기업을 포함하여 계산한 신약 후보물질의 탈락률을 기준으로 삼아 '개발을 계속 진행하는 것을 보니 뭔가 있구나'라는 생각으로 투자를 하면 십중팔구 해당 기업의 능력을 과대평가한 셈이다.

신생 바이오벤처가 수행하는 신약 개발, 특히 임상시험의 비율이 상당히 높은 한국에 상황에서 신약 후보물질의 탈락률 중 하나인 임상시험 중단률은 고작 7.4%밖에 되지 않는다.[1] 물론 이토록 낮은 임상시험 중단률은 전체 임상시험 중에서 생동성시험이 상당히 많은 부분을 차지하는 한국의 특수성이 반영됐다. 하지만 이 자료를 보고 한국 제제약기업의 임상시험 성공률이 90%를 넘는다고 해석해서는 절대로 안 된다. 사실 2010년 이후 전 세계적으로 1상과 2상 임상시험 성공률이 70%를 넘은 적이 없었기 때문에 분명히 한국 제약기업의 임상시험 성공률은 과대 평가되어 있다.[2]

따라서 한국의 (바이오)제약기업은 자체 연구 역량을 지나치게 높게 평가해 신약개발에 관련된 의사결정을 내리는 셈이다. 물론 제약기업의 연구 역량이 높을 수도 있겠지만, 연구 역량이 훌륭하더라도 내외부의 요인에 영향을 받아 충분히 잘못된 선택을 내릴 가능성이 높다. 최근에 한국 바이오의약품기업이 연이어 3상 임상시험에서 만족스럽지 못한 결과를 냈거나 어처구니없는 실수를 했다는 사실이 알려졌는데, 이를 두고 한국 제약기업의 연구 역량이 부족하다고 성급하게 결론을 내리기보다는 한국 바이오기업에서 과학적 증거에 기반하여 의사결정을 내릴만한 환경 자체를 조성하지 못했던 것은 아니었는지 따져봐야 한다.

신약은 발굴이 아닌 '개발'해야

만약 신약이 개발 대상이 아니라 땅속의 보물처럼 발굴해야 한다면 제약기업의 전문성은 전임상 단계로 국한되더라도 무방하다. 물론 의약품이 될 가능성이 높은 물질을 추려내는 작업은 전체 개발 성공률을 높이는 데 중요하다. 하지만 실제 개발 과정을 살펴보면 신약 발굴 전문가는 나름의 최선을 다할 따름이다. 더 중요한 것은, 비(전)임상 단계에 진입한 '후보' 물질을 성공적으로 개발해 허가를 받으려면 의학적 전문성에 기반한 수많은 의사결정이 때를 놓치지 않고 내려져야 한다는 사실이다.

따라서 투자자가 바이오의약품 주식에 관심을 가질 때 제일 먼저 따져야 할 것은 개발 중인 신약후보 물질이 의약품이 될 확률이 아니다. 그보다는 오히려 현 개발 단계에서 발생할 수 있는 문제와 임상적 쟁점이 무엇인지 '파악'하고 '해결'할만한 연구 역량을 해당 제약기업이 확보했는지 따져야 한다.

임상시험을 통해 신약 후보물질의 효과와 안전성을 확인하는 이유는 무엇일까? 임상시험을 통하지 않고서는 모르기 때문이다. 그러므로 역설적이게도 제약기업과 규제기관이 '제대로' 임상시험을 설계했다면 임상시험 결과를 예측하기 어려워야 한다. 예를 들어, 성공할 게 뻔한 임상시험을 수행한다면 막대한 비용을 투자하면서도 이미 아는 사실을 다시 확인하는 것에 불과하다. 반대로 실패할 게 뻔한 임상시험을 수행한다면 자원 낭비일 수밖에 없다. 따라서 제약기업이 훌륭한 연구 역량은 물론, 과학적 증거를 토대로 의사결정을 할 만큼 합리적인 내부 시스템을 갖추었다면 결과가 뻔히 예측되는 임상시험은 피할 수 있다. 결국 (바이오)제약기업의 주식에 투자하려면 동전 던지기의 '결과'에 관심을 갖기에 앞서, 수행 중인 임상시험이 정말 '동전 던지기'는 된다는 사실, 즉 결과를 쉽게 예측하기 어려운 연구라 의미가 있다는 상황에 돈을 건다고 생각해야 한다.

임상시험 정보는 어떻게 얻을까?

바이오 주식 투자가 어려운 이유 중 하나는 (바이오)제약기업과 투자자 사이에 정보의 양과 질이 균형을 이루지 못하기 때문이다. 제약기업은 대부분의 비(전)임상 자료를 회사 기밀로 유지하고, 임상시험도 긍정적인 결과가 나온 경우에만 논문을 통해 대중에게 공개한다. 간혹 투자자에게 자료를 공개하기도 하지만, 대개는 오프라인 발표회를 이용하는 탓에 투자자가 열린 공간이나 인터넷에서 쉽게 검색할 만한 정보는 매우 한정적이다. 더군다나 제약기업이 일방적으로 공개하는 개발 관련 정보는 많은 경우 과장돼 있으며, 아주 치명적인 문제가 아니라면 적당히 윤색되는 게 일반적이다.

  아쉽기는 하지만 임상시험 레지스트리를 활용하면 개인 투자자도 비교적 정확한 정보를 확보할 수 있다. 미국 국립보건원에서 운영하는 웹사이트 clinicaltrials.gov에 들어가 제약기업의 이름이나 개발 중인 약물의 개발명을 검색하면 어떤 임상시험이 계획 또는 진행 중인지 알 수 있다. 더욱이 구체적으로 임상시험에 모집할 환자 수와 임상시험 대상자의 선정 기준 eligibility criteria, 효과나 안전성 평가에 사용될 결과 변수 primary outcome처럼 임상시험에 핵심적인 정보가 대부분 공개되므로 현재 진행 중이거나 계획한 임상시험이 얼마나 잘 설계되었는지 가늠해볼 수 있다. 만일 임상시험이 얼마나 잘 설계됐는지 평가하기 어렵다면 동일한 적응증(치료 대상)에서 이미 허가된 의약품의 임상시험 설계와 비교해보는 것도 좋은 방법이다.

다시 왜 바이오의약품인가?

비전문가가 임상시험에서 얻은 자료가 무엇을 의미하는지, 자료가 뒷받침하는 신약 후보물질의 효과와 안전성은 믿을 만한지 판단하고 나아가 개발 동향을 파악하는 일은 결코 쉽지 않다. 하지만 바이오의약품 산업을 바라보는 관점과 기대를 명확히 한다면 투자의 방향을 일관되게 유지하는 데 큰 도움이 되며 장기적 투자 수익률도 높게 유지할 수 있다.

따라서 바이오 주식에 관심을 갖는 투자자라면, 왜 굳이 바이오 주식인지 고민하고 답을 찾아야 한다. 여기까지 읽은 독자라면 바이오의약품 산업의 전망이 밝다는 데 선뜻 동의하리라. 이처럼 만일 바이오의약품 산업의 미래를 유망하게 평가해 바이오 주식에 투자하려고 한다면, 적어도 바이오의약품 산업이 유망하다고 평가하는 근거를 다섯 개 이상 제시해보자. 또 각각 세부 근거를 놓고 반론과 재반론을 해보자. 이 과정은 투자자가 바이오의약품 산업을 바라보는 관점을 구체화하는 데 큰 도움이 된다. 사실 어떤 산업 분야를 제대로 이해하고 평가하지 못하면서 투자를 결정했다면 차라리 복권을 사는 게 더 나을지 모른다.

맺음말

바이오의약품 시장은
소비자의 신뢰를 토대로 성장한다

    지금까지 바이오의약품이란 무엇이며 어떻게 원하는 효능을 보이는지, 바이오의약품을 안전하고 효율적으로 생산하고 허가하려면 어떤 생명공학기술과 규제 장치가 필요한지를 살펴보았다. 이 책이 바이오의약품에 관심이 있거나 바이오의약품 업계에 투자하려는 독자에게 조금이라도 도움이 되었길 바란다. 뿐만 아니라 독자 중에 바이오의약품을 투여받는 환자가 있다면 어떤 과정을 거쳐 바이오의약품이 개발되는지 알고 조금이라도 질병과 약으로 인한 불안을 덜어냈으면 한다.

    사실 전문가들조차 바이오의약품의 개발과 허가, 생산, 판매에 이르는 전 과정을 모두 꿰고 있지는 않다. 따라서 제약기업 안에서조차 다른 부서의 전문성과 자료를 신뢰하지 못하면 바이오의약품을 개발하는 과정이 순탄할 리 없다. 더 나아가 바이오의약품이 안전하고 효과적인 치료제로 인정받으려면 소비자의 절대적인 신뢰가 필요하다.

바이오의약품이 안전하고 효능이 좋으리라 기대하는 이유는 개발 근거를 제공한 과학과 기술이 유용하며, 바이오의약품의 개발·생산·규제에 관여한 조직이나 사람의 실력과 정직함을 믿기 때문이다.[1] 전문 지식이 없는 환자가 바이오의약품으로 치료받기로 결심한다면 그만큼 제약업계와 규제기관을 신뢰했기 때문이다. 코오롱 인보사 사태 이후 환자 집단이 연이어 소송을 제기한 이면에는 이런 신뢰가 한순간에 무너졌다는 낭패감과 분노가 자리한다. 막대한 규모의 비용을 투자해 바이오의약품을 개발하는 상황에서 규제기관의 심사를 거쳐 시장에 나온 의약품을 불안에 떨며 사용할 수는 없다. 인보사 사태를 신뢰 회복을 위한 새로운 기회로 삼아야 하는 이유다.

2019년 6월에 새로 취임한 식품의약품안전평가원 이동희 원장은 한 언론과의 인터뷰에서 국민 신뢰를 회복하기 위한 대책을 소개했다.[2] 첨단 제품의 허가 신청이 접수되는 경우 특별 심사팀을 구성하거나 외부 전문가를 초빙하는 식으로 제도를 개선하고 식약처 내부적으로도 심사관의 전문성을 확보하겠다고 약속했다. 부족한 허가 심사 인력을 충원할 방안도 고민하고 있다고 밝혔다. 더 일찍 대안을 마련하지 못한 점은 아쉽지만, 인보사 사태를 교훈 삼아 식약처가 문제를 잘 해결해나가기를 바란다.

당연한 말이지만, 한국에는 한국의 상황을 반영한 의약품 규제 시스템이 필요하다. 이 책에서는 줄곧 미국과 유럽의 바이오의약품 규제 제도를 모범 사례로 소개했다. 그러나 의약품 시장의 구조는 제약기업과 규제기관의 경험, 기술적 수준, 제약산업의 발전 과정에 따라 상이하며, 정부가 의약품 시장에 기대하는 바도 나라마다 다르다. 물론 미국과 유럽이 의약품 개발과 시장을 선도하는 상황에서 그들의 의약품 규제 제도를 검토해 한국 상황에 맞게 적용하는 작업은 도움이 된다. 아울러 식약처와 제약업계, 환자 단체가 투명하게 소통할 수 있는 통로를 마련하는 일도 시급하다.

고령화가 빠르게 진행되고 더 많은 바이오의약품이 개발되면서 2017년에 국내 총 제약 시장 매출이 22조를 돌파했고, 국내 단일 제약기업의 연 매출액도 1조 원을 넘겼다.[3] 이 분야 종사자에게는 분명 반가운 소식이겠지만, 동시에 약제비 지출이 급격히 상승하고 국가 및 기업이 투자하는 연구비에서 의약품 개발이 차지하는 부분도 커졌다. 이런 상황에서 새로운 바이오의약품이 정말 국민을 건강하게 만드는지 꼭 따져봐야 한다. 그러나 만약 의약품 심사체계가 제대로 작동하지 않는다면 신약이 정말 국민 건강을 증진하느냐는 질문은 의미를 잃는다.

곳곳에 구멍이 뚫린 심사체계를 거쳐 시장에 나온 비싸고 위험한 신약은 국민 건강을 위협할 게 뻔하기 때문이다.

위기를 맞은 한국의 바이오제약산업은 기본적인 윤리의식과 전문성 제고에 힘써야 한다. 제약산업은 지금까지 과분한 신뢰를 받아왔다. 신뢰는 의약품을 개발한 이들, 의약품의 허가 자료를 심사하는 이들의 윤리의식과 전문성을 믿을 수 있을 때 생겨난다. 환자의 믿음을 배신하지 않는 윤리적 제약기업과 실력 있는 제약기업은 구분되지 않는다. 실력은 있지만 비윤리적인 제약기업, 혹은 윤리적이지만 실력이 부족한 제약기업은 없다. 제약기업과 규제기관의 실력과 전문성은 곧 윤리의식이기도 하다.

바이오의약품의 미래는 밝고 매력적이다. 전통적인 합성의약품 개발과 시장에서 한국은 리더십을 발휘하지 못했다. 하지만 바이오의약품 분야는 제약 후발 국가인 한국도 도전할 만하다. 조선, 자동차, 반도체, 가전제품 분야에서 한국이 달성했던 업적을 바이오의약품 산업이 이어가리라는 전망은 결코 과장이 아닐 것이다.

참고 문헌

머리말

1. Lindsley CW. *New 2016 data and statistics for global pharmaceutical products and projections through 2017*. ACS Publications. 2017.
2. Revers L, Furczon E. "An introduction to biologics and biosimilars. Part II: Subsequent entry biologics: Biosame or biodifferent?". *Canadian Pharmacists Journal* 2010;143(4):184-191.
3. PhRMA. "2016 biopharmaceutical research industry profile". *the Pharmaceutical Research and Manufacturers of America*. 2016.

1장

1. REGULATION (EEC) No 2309/93. "Council Regulation (EEC) No 2309/93 of 22 July 1993 laying down Community procedures for the authorization and supervision of medicinal products for human and veterinary use and establishing a European Agency for the Evaluation of Medicinal Products". *Official Journal of the European Communities* 1993:1-21.
2. FDA, U. "What Are "Biologics" Questions and Answers". February 6, 2018. [Accessed on October 16, 2019. https://www.fda.gov/about-fda/center-biologics-evaluation-and-research-cber/what-are-biologics-questions-and-answers].
3. 식품의약품안전처. 〈생물학적제제 등의 품목허가 심사 규정〉. 2015.
4. Ramanan S, Grampp G. "Drift, evolution, and divergence in biologics and biosimilars manufacturing". *BioDrugs* 2014;28(4):363-372.

2장

1. Crick FH. "On protein synthesis". *Symposia of the Society for Experimental Biology* 1958;12:138-163.

3장

1. Behme S. *Manufacturing of pharmaceutical proteins: from technology to economy*. John Wiley & Sons. 2015.

4장

1. Guideline IHT. *Specifications: Test Procedures and Acceptance Criteria for Biotechnological/Biological Products Q6B. in International Conference on Harmonization of Technical Requirements for the Registration of Pharmaceuticals for Human Use*. Geneva. 1999.
2. Schiestl M, et al. "Acceptable changes in quality attributes of glycosylated biopharmaceuticals". *Nature Biotechnology* 2011;29:310.

3. Wang X, Hunter AK, Mozier NM. "Host cell proteins in biologics development: Identification, quantitation and risk assessment". *Biotechnology and bioengineering* 2009;103(3):446-458.
4. Guideline IHT. "Quality of biotechnological products: Stability testing of biotechnological/ biological products Q5C". *Fed Regis* 1996;61:36466-36474.
5. Derrick JP, Dearman RJ, Kimber I. "Immunogenicity of therapeutic proteins: Influence of aggregation AU-Ratanji, Kirsty D". *Journal of Immunotoxicology* 2014;11(2):99-109.

5장

1. Kinch MS. "An overview of FDA-approved biologics medicines". *Drug discovery today* 2015;20(4):393-398.
2. Udpa N, Million RP. "Monoclonal antibody biosimilars". *Nature Reviews Drug Discovery* 2016;15:13-14.
3. Diakos CI, et al. "Cancer-related inflammation and treatment effectiveness". *The Lancet Oncology* 2014;15(11):e493-e503.
4. Ledford H. "Rush to protect lucrative antibody patents kicks into gear". *Nature* 2018;557:623-624.
5. Ibid.
6. Ulmer JB, Valley U, Rappuoli R. "Vaccine manufacturing: challenges and solutions". *Nature biotechnology* 2006;24(11):1377.

6장

1. Wirth T, Parker N, Ylä-Herttuala S. "History of gene therapy". *Gene* 2013;525(2):162-169.
2. Stolberg SG. "The biotech death of Jesse Gelsinger". *NY Times Mag*. November 28, 1999.
3. Raper SE, et al. "Fatal systemic inflammatory response syndrome in a ornithine transcarbamylase deficient patient following adenoviral gene transfer". *Molecular genetics and metabolism* 2003;80(1-2):148-158.
4. Steinbrook R. "Ch. 10: The gelsinger case". *The Oxford Textbook of Clinical Research Ethics*. Oxford University Press. 2008.
5. Hacein-Bey-Abina S, et al. "A serious adverse event after successful gene therapy for X-linked severe combined immunodeficiency". *New England journal of medicine* 2003;348(3):255-256.
6. Hacein-Bey-Abina S, et al. "LMO2-associated clonal T cell proliferation in two patients after gene therapy for SCID-X1". *Science* 2003;302(5644):415-419.
7. Fischer A. "FDA approves novel gene therapy to treat patients with a rare form of inherited vision loss". *FDA News Release*. March 16, 2018.
8. Ledford H. "Engineered cell therapy for cancer gets thumbs up from FDA advisers". *Nature*. July 12, 2017. [Accessed on October 16, 2019. https://www.nature.com/news/engineered-cell-therapy-for-cancer-gets-thumbs-up-from-fda-advisers-1.22304.]
9. "FDA approves hereditary blindness gene therapy". *Nature Biotechnology* 1018;36(1).
10. Senior M. "After Glybera's withdrawal, what's next for gene therapy?". *Nature Biotechnology* 2017;35(6):491-492.

7장

1. Fraser L. "Cloning Insulin". *Genentech*. April 7, 2016. [Accessed on October 16, 2019. https://www.gene.com/stories/cloning-insulin.]
2. Pietrangelo A. "A Year's Worth of Herceptin May Not Be Needed for Breast Cancer Treatment". *healthline*. May 31, 2018. [Accessed on October 16, 2019. https://www.healthline.com/health-news/years-worth-herceptin-not-needed-breast-cancer-treatment#2.]
3. Mitch. "Avastin (Bevacizumab): Obtain Avastin for the set price of $50 per month". *Prescription Hope*. [Accessed on October 16, 2019. https://prescriptionhope.com/avastin-bevacizumab.]
4. DiMasi JA, Grabowski HG, Hansen RW. "Innovation in the pharmaceutical industry: new estimates of R&D costs". *Journal of health economics* 2016;47;20-33.
5. Keller TH, Pichota A, Yin Z. "A practical view of 'druggability'". *Current Opinion in Chemical Biology* 2006;10(4):357-361.
6. Mossinghoff GJ. "Overview of the Hatch-Waxman Act and its impact on the drug development process". *Food & Drug LJ* 1999;54:187.
7. FDA. "Approved Drug Products With Therapeutic Equivalence Evaluations(38th edition)". *U.S.D.O.H.A.H. SERVICES*. 2018.
8. FDA. "Quality Considerations in Demonstrating Biosimilarity of a Therapeutic Protein Product to a Reference Product". *Guidance for Industry*. 2015.

8장

1. Kinch MS. "An overview of FDA-approved biologics medicines". *Drug discovery today* 2015;20(4):393-398.
2. Kinch MS. "2015 in review: FDA approval of new drugs". *Drug discovery today* 2016;21(7):1046-1050.
3. Haffner ME, Whitley J, Moses M. "Two decades of orphan product development". *Nature Reviews Drug Discovery* 2002;1(10):821.
4. Berndt ER, Mortimer R, Bhattacharjya A, Parece A, Tuttle E. "Authorized generic drugs, price competition, and consumers' welfare". *Health Affairs* 2017;26(3):790-799.
5. DiMasi JA, Grabowski HG, Hansen RW. "Innovation in the pharmaceutical industry: new estimates of R&D costs". *Journal of health economics* 2016;47:20-33.

9장

1. FDA, U. "Considerations in Demonstrating Interchangeability With a Reference Product". 2017.
2. Chance K. "FDA Expectations for Demonstrating Interchangeability". *Therapeutic innovation & regulatory science* 2018;52(3):369-373.
3. Woodcock J. "The concept of pharmaceutical quality". *Am Pharm Rev* 2004;7(6):10-15.
4. Lawrence XY. "Pharmaceutical quality by design: product and process development, understanding, and control". *Pharmaceutical research* 2008;25(4):781-791.

5. 식품의약품안전평가원. 〈의약품 품질 위해평가 가이드라인〉. 의약품심사부 의약품규격과. 2016.
6. Rathore AS. "Roadmap for implementation of quality by design (QbD) for biotechnology products". *Trends in biotechnology* 2009;27(9):546-553.

10장

1. Stepanenko AA, Dmitrenko VV. "HEK293 in cell biology and cancer research: phenotype, karyotype, tumorigenicity, and stress-induced genome-phenotype evolution". *Gene* 2015;569(2):182-190.
2. 식품의약품안전처. 〈식약처, '인보사케이주' 관련 중간조사 결과 발표〉. 바이오의약품품질관리과 2019.
3. 코오롱생명과학. 〈2019년 4월 9일 기자간담회(+FAQ)〉. 2019.
4. 식품의약품안전처. 〈식약처, 코오롱생명과학이보사케이주 허가 취소(보도자료)〉. 식품의약품안전처. 2019.
5. 위의 각주.
6. 김병호, 서진우, 서정원. 〈'인보사 세포' 잡아낸 STR 검사 의무화〉. 《매일경제》. 2019/04/03.
7. 김태환. 〈15년간 성분 잘못 알아… '인보사' 판매중단 코오롱생명과학 "이름 표기만 바뀔 뿐"〉. 《조선비즈》. 2019/04/01.
8. Kesselheim AS, Mello MM, Avorn J. "FDA regulation of off-label drug promotion under attack". *JAMA* 2013;309(5):445-446.
9. 박정식. 〈"한국이 줄기세포치료제 선두주자라고 누가 그래?"〉. 《헬스코리아뉴스》. 2019/02/20.

11장

1. 이수기. 〈[취재일기] 미국 9.6%인데 한국 92.6%…신약 성공률의 비밀〉. 《중앙일보》. 2019/08/28.
2. Smietana K, Siatkowski M, Møller M. "Trends in clinical success rates". Nature Reviews Drug Discovery 2016;15(6):379-459.

맺음말

1. 전치형, 김성은, 임태훈, 김성원, 장병극, 강부원, 언메이크 랩. 《기계비평들》. 워크룸프레스. 2019.
2. 김용주. 〈식약처, 의약품 등 허가심사체계 대폭 개선〉. 《약업신문》. 2019/07/24.
3. 최은석. 〈제약·바이오 '매출 1조 클럽' 후보는 어디?〉. 《한경BUSINESS》. 2018/12/21.

더 읽어보면 좋은 자료

3장

- Gunn GR, Sealey DCF, Jamali F, Meibohm B, Ghosh S, Shankar G. "From the bench to clinical practice: understanding the challenges and uncertainties in immunogenicity testing for biopharmaceuticals". *Clinical & Experimental Immunology* 2016;184(2):137-146.
  : 소위 면역원성 문제는 합성의약품과 바이오의약품 개발이 차이 나는 중요한 부분 중 하나다. 항의약품항체(anti-drug antibody, ADA)가 기능에 따라 어떻게 분류되는지, 그리고 어떻게 그 농도를 측정하는지 소개한 논문이다.

- Egrie JC, Browne JK. "Development and characterization of novel erythropoiesis stimulating protein (NESP)". *British journal of cancer* 2001;84(S1):3-10.
  : 대표적인 블록버스터 바이오의약품인 EPO에서 당질화 패턴이 의약품의 약리학적 특성에 미치는 영향을 규명한 논문이다. 당질화 양상을 조절함으로써 생물학적 활성을 높이고 반감기를 늘렸다. 상업적으로 성공한 사실상 첫 당질화 엔지니어링 사례인 셈이다.

5장

- Baldo BA. *Safety of Biologics Therapy*. Springer. 2016.
  : 단일항체의약품부터 면역사이토카인, 호르몬의약품, 효소의약품 등 바이오의약품의 다양한 세부 분류를 설명한 책이다. 바이오의약품의 세부 분류별 개발 이슈를 빠르게 확인하고자 할 때 참고할만한 자료다.

- Boehncke WH. Radeke HH. *Biologics in general medicine*. Springer. 2007.
  : 자가면역질환 치료를 위해 개발된 항체의약품의 종류와 각 항체의약품의 약리학적 특성을 정리한 책이다.

6장

- Wilson JM. "Lessons learned from the gene therapy trial for ornithine transcarbamylase deficiency". *Molecular genetics and metabolism* 2009;96(4):151-157.
  : 본문에서 소개한 겔싱어 사례는 유전자치료제 개발뿐 아니라, 임상시험 승인 과정과 환자 사전동의 절차에 대해 큰 의문을 낳았다. 후속 조사에서 밝혀진 사실을 토대로 겔싱어 사례가 발생한 제도적 원인을 재구성한 논문이다.

7장

- Al-Sabbagh A, Olech E, McClellan JE, Kirchhoff CF. "Development of biosimilars". *Seminars in arthritis and rheumatism* 2016;45(5 Suppl):S11-S18.
  : 바이오시밀러의약품의 개발 과정을 간략하게 정리한 논문이다. 짧은 리뷰 논문이지만 수준 높은 레퍼런스와 함께 최근 논의를 잘 정리했다.

- Business CS, Assistance I. "Patents and exclusivity". *FDA/CDER SBIA Chronicles*. 2015.
  : 브로셔 수준의 자료이지만, FDA에서 발간한 만큼 의약품 허가 중 발생하는 특허권과 판매 독점권을 정확하게 요약했다.

- James VD. FDA Guidance Uncertainty May Deter Use of Abbreviated Biosimilar Approval Pathway. Bloomberg BNA, Life Sciences Law & Industry Report. 2012.
  : 바이오시밀러를 개발하기가 하나의 바이오의약품을 개발하는 것만큼이나 어려운 탓에 일부 제약회사는 아예 바이오시밀러로 개발 중이던 의약품을 '신약'으로 개발해버리기도 한다. 2019년 현재의 상황과도 많이 차이가 있는 만큼, 2010년대 초반만 하더라도 얼마나 바이오시밀러 개념에 대해 다양한 의견이 있었는지 확인해볼 수 있는 자료다.

- Mysler E, Pineda C, Horiuchi T, Singh E, Mahgoub E, Coindreau J, Jacobs I. "Clinical and regulatory perspectives on biosimilar therapies and intended copies of biologics in rheumatology". *Rheumatology international* 2016;36(5):613-625
  : 대개 중국이나 인도, 남미 등 환자가 바이오의약품의 높은 약가를 부담하기 어렵고 보험 재정이 충분하지 않은 국가에서는 적절한 비교 임상시험을 거치지 않은 채로 유사 바이오시밀러(intended copies)를 허가하기도 한다. 의학적으로는 대체 사용의 근거가 명백히 부족한 경우이지만 의약품 허가 능력이 부족하거나, 의료보험 재정이 충분하지 않은 상황에서 충분히 벌어질 수 있는 일이기도 하다. 유사 바이오시밀러에 관한 정치적 판단은 각자 다르겠지만, 바이오시밀러의약품이 애초에 약가 조절과 얼마나 긴밀하게 연관된 의약품군인지 보여주는 사례다.

- Prugnaud JL, Trouvin, JH. *Biosimilars: A New Generation of Biologics*. Springer. 2012.
  : 허가부터 품질관리에 이르기까지 왜 바이오시밀러가 기존의 합성의약품을 모방한 제네릭 의약품과 다른 규제 아래에 놓이게 되었는지 잘 알려주는 교과서다. 다루는 내용이 다양하지만 분량이 길지 않은 편이니, 바이오시밀러 허가 전반에 관심이 있는 분에게는 일독을 권한다.

8장

- Aitken M. "Delivering on the potential of biosimilar medicines: The role of functioning competitive markets". *IMS Institute for Healthcare Informatics*. 2016.
  : 유럽에서 국가별로 바이오시밀러 가격 정책이 어떻게 차이가 나는지 다룬 보고서다. 또한 바이오시밀러가 기준바이오의약품과 가격 경쟁을 이루기 위해서는 의료 시장의 여러 행위자에게 어떤 인센티브를 제공해야 하는지 설명한다.

- Jefferey L. *Industry Surveys Biotechnology*. S&P Capital IQ Industry Surveys. 2014.
  : 바이오의약품 개발에서 제약기업 간 인수합병이 어떤 역할을 하는지 실제 시장 자료를 통해 살펴볼 수 있다. 다소 오래된 자료이기는 하지만, 바이오시밀러 개발이 본격적으로 시작되는 때에 출판된 보고서로 바이오시밀러를 향한 기대와 우려를 모두 엿볼 수 있다.

9장

- FDA. "Guidance for industry: biosimilars: questions and answers regarding implementation of the Biologics Price Competition and Innovation Act of 2009". *Rockville: US Food and Drug Administration*. 2012.
  : 2009년 발효된 BPCIA의 정책적 의의를 살펴볼 수 있는 가이드라인이다. 더욱이 FDA가 2017년 상호대체가능성을 구체화하기 이전에, 어떤 기조 속에서 상호대체가능성 개념을 도입하고자 했는지 파악해볼 수 있다.